U0388651

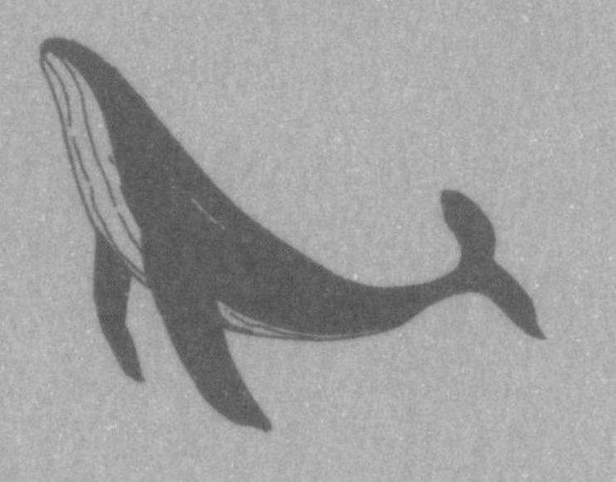

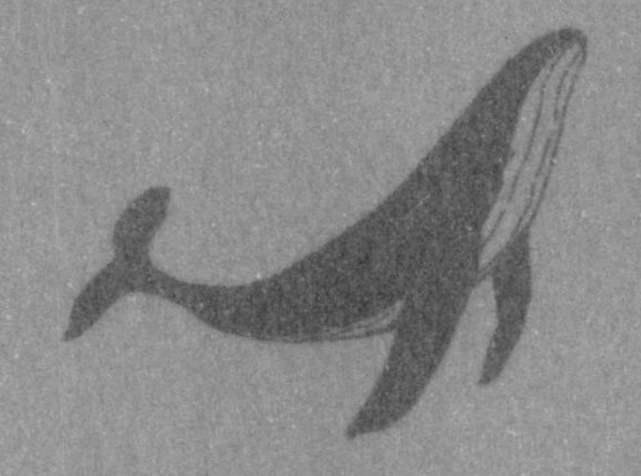

复原力

逆境中的自我疗愈

Everyday Resilience

A Practical Guide to Build Inner Strength and Weather Life's Challenges

【美】盖尔·盖泽尔（Gail Gazelle, Md）◎著

曾轶峰◎译

中国人民大学出版社

·北京·

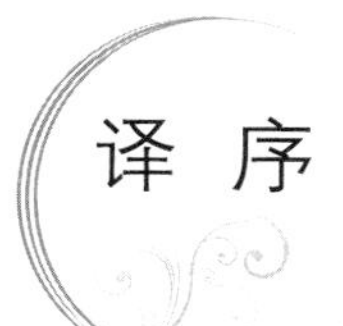

译 序

永远对自己有一种新的唤醒

我不得不向翻开这本书的读者坦诚相告，在我最初接到这个翻译任务草草翻阅了一遍书后，我内心的台词是：嗐，又是一本鸡汤书！在试译完“导言”部分后，我更加觉得这是小儿科，“复原力”这玩意儿还需要你用一本书来说？正是带着一种怀疑甚至是小鄙夷的眼光，我正式开始了翻译工作。因为翻译，我必须强行灌下每一口“鸡汤”，细细品味。而译着译着、品着品着，我有了一个机会去检视我表面看上去一切“都挺好”的生活，去思考我曾经没有时间或不屑于思考的问题，去直面我以为已经放下、其实还在备受其折磨的内心创伤。待我完成了第一章的初稿翻译，我已经调整了坐姿，端端正正地开始了探究性的翻译工作。

原书的英文标题关键词“Resilience”，这个英文单词的形容词形式是“resilient”，表示“弹回的、有弹力的、能复原的、可迅速恢复的”，由此我把本书标题译为“复原力”。作者认为“复原力是我们体内所具有的可再生力量……是一股内在力量的源泉，它可以让你无须遭受不必要的精神、情感或身体痛苦，平安渡过困境与挑战”。这个定义看上去很“鸡汤”且简单，其实包含了全书一再强调的几个重要的信息点：第一，复原力生而有之，就像新手机的出厂设置，是人的系统预装的能力。作者盖尔·盖泽尔根据现代神经科学研究结果，明确无误地告诉我们，每个人都天生拥有复原力，所以你不能用“我就是这么丧”的理由拒不使用自己与生俱来的能力。第二，这种力量在理论上“可再生”，取之不尽、用之不竭。上海室内彩虹合唱团的那首《感觉身体被掏空》简直是这条理论的完美注解：你只是“感觉”身体被掏空，其实你并没有被真正掏空；正是复原力的存在，让你不会被掏空。复原力作为“内在力量的源泉”，会修复和补充我们所需的内心和身体的力量，让昨日的忙碌、劳累、困顿、挫败、沮丧、无奈留在昨天，让我们从躺平到站立，打满鸡血再出发，去面对今天、明天和未来崭新的每一天。复原力会伴随着生命的延续而一直存续，它会帮我们度过每一天、渡过人生的每一劫。

等等！说得这么神奇，是否有读者和我一样，没觉得复原力在起作用？今天的我怎么和昨天的、前天的我一样，还是疲惫、无力、过得仓皇？仔细回想，我这样的状态已经持续了一段时间了。我是一名高校教师，工作内容本应是我上好课、我做科研、我写论文、我报课题、我评职称，现实状态却是课上我、科研做我、论文写我、课题报我、职称评我……工作千头万绪，每项任务之间不仅可以做到无缝衔接，有时候还会交叉重叠，令人崩溃，我的工作和生活都陷入了极其被动的状态，像被一只怪兽在身后追赶，而我在焦虑地狂奔。说好的复原力呢？它究竟跑到哪儿去了呢？

原来，我们的复原力是会被消耗、磨折的，它需要借助一些方法予以唤醒、激活和滋养：通过与他人的“联系”（第2章），培养“灵活性”（第3章）、“毅力”（第4章）、“自我调节”（第5章）、“积极性”（第6章）、“自我关爱”（第7章）等一系列能力，我们才能将潜藏在内心深处或处于休眠状态的复原力最大程度地调用起来。每一章节都有针对性的“复原力练习”板块，例如“关系修复”“拥抱联系的微小瞬间”“开放天空冥想”等，实操性都很强。我在其中收获最大的是“正念练习”，这也是贯穿全书的一个主题。正念就是让一个人的注意力集中在当下。靠着正念的力量，我平稳地度过了上一个疯狂的期末。期末的工作内容纷繁复杂——监考、改卷、考核、填各种表。我学会在做一件工作时，就只关注这项工作本身，而不去想其他。例如，改卷的过程中，我集中注意力判卷，提高效率，而不把时间花在焦虑和烦躁于我还有一堆考核表没有填。我在吃午餐的时候，虽然知道下午还有很多工作等着我，但我先把注意力集中在食物上，先美美吃上一顿，不花吃饭的时间去无谓地焦虑。

焦虑只是焦虑，它不能帮助我完成各项工作，只会让我产生抗拒、退缩的情绪，反而影响工作的效率。这就是上文“复原力”定义第三个重要的信息点：复原力“可以让你无须遭受不必要的精神、情感或身体痛苦，平安渡过困境与挑战”。尤其是书中提到的“第一支和第二支苦难之箭”对去除“不必要”的痛苦特别有用。生活是会时不时地朝我们放暗箭、冷箭，甚至是明箭。如果我们不能看到有第一支箭（发生的事情）和第二支箭（如何看待已经发生的事情）的区分，往往会为第二支箭（大脑基于正确或错误的假设而产生担忧和焦虑）的受害者，徒增烦恼。而这些看似简单的理论，真正做到还是不容易的，需要练习。复原力的建设是一个过程，需要我们耐心地练习。

我们每个人都需要复原力，整个人类世界也需要复原力。2020 年突如其来、让人类世界陷入被动的新冠疫情，改变了很多人的生活。最撕心裂肺的改变，是我们深爱的人被病毒夺去性命：那些最初毫无免疫能力的脆弱的人，那些义无反顾与素未谋面的病毒斗争的医务人员，还有那些因为抗疫工作而倒下的各行各业的人，以及因为疫病流行的附带伤害提前离世的人们。他们的离去给活着的人带来怎样的痛苦和深渊？生活还能否继续？面对诸如此类的人生剧变，来到这种至暗时刻，仿佛我们手中的选项所剩无几。本书作者一再强调，我们总是有选择的，当绝望的黑幕将一切笼罩，一定要相信，光总会透射进来，我们是可以从复原力中汲取能量、直面痛苦、鼓起勇气重新出发的。因为防疫的需要，我们在居家隔离的日子里，在物理空间的意义上真切地体会到了与他人、与周围的附近性失去联结的孤独与痛苦。借此机会，具有复原力的人们可以重新检视自己的生活，反思自己与他者（包括家人、朋友、世界）的关系，及时地调整自己，适应后疫情时代的生活。

人生如海，起起伏伏，用英语来表达就是“Life is full of ups and downs”。人在山巅（“ups”）的时候好说，若是在低谷（“downs”），该如何自处？而从低谷走出，（再次）往山顶艰难跋涉的能力，决定了我们生命的宽度、厚度，甚至是长度。祝愿我们每个人永远对自己有一种新的唤醒，养护好自己的复原力，不畏惧生活中随时会出现的种种变数和挑战，一起让我们自己和这个世界都变得更好。

最后交代一下翻译具体分工，感谢我在桂林电子科技大学翻译硕士（MTI）专业的学生参与初稿翻译：王珏（第6章）、易可（第7章）、莫烁未（第8章），其他章节由我翻译并进行全书统稿、校对。

目　录

导　言

想象一下，你拥有超强的复原力。面对每一天的各种挑战，你都能从容应对。你过好每一周、每个月、每一年，你有能力且信心满满地面对生活砸向你的每一个拳头。看看你现在的生活，发生的改变是：你拥有了你当下需要的能力，面对生活始终能够保持自我完整、镇静和坚定。想想这是多么棒的感觉！接受这种游刃有余地掌握主动权的感觉吧！

我想让你知道，你也可以拥有这样的能力。

无论你是什么年纪或经历过怎样的生活，一路走来，你遇到了属于你的挑战和困难。工作不稳定、疾病、事故、结束一段重要的情感关系，甚至还会碰上一场全球性流行病——这些事件构成了我们称之为生命之旅的一部分。而且常常是在你经历了一系列挑战，刚刚稳定下来时，新的挑战又接踵而至，不是吗？而这也就是生活的本质。

有时，你可能会想，你将如何应对种种困难？当境况变得越来越艰难，你是否拥有你需要的复原力？复原力给予我们内在的能力——勇气、力量、智慧——我们需要这些东西去应对艰难困苦。但复原力也让我们认识到，我们过什么样的生活与我们所经历的具体挑战无关，而与我们如何应对这些挑战有关。

事实证明，复原力早已深藏在你体内。我们通常认为复原力是一种特殊的能力，但事实上，我们每个人都具备这种能力。但大多数人不知道如何获取复原力，那是因为我们从未认识到，原来我们每个人都拥有深藏的、不可动摇的内在核心力量和能力。对我们中的许多人来说，想要重新发现那被掩藏的复原力内核，需要思虑周全地、坚定地开展挖掘工作。这就是这本书要带你开启的旅程。

应对生活中各种麻烦的工具手段和你需要的力量内核此时就深藏在你体内，等待着被调遣使用。现代神经科学已经向我们展示了许多关于如何挖掘这个内核与打磨这些工具方面的内容。本书将介绍现代神经科学的一些最新发现，帮助我们进一步理解我们都已拥有的复原力。

在我的职业生涯中，我碰到过许许多多的人，他们经历了生活中的各种困难。作为一名临终关怀医生，我致力于帮助那些面对生命最后时刻的人。我看到其中许多人遭受心理上的痛苦与折磨。我还看到很多人能集结内在的能力，让自己能够井井有条地处理事务，向那些对于他们最重要的人道别，并将剩余的时间花在他们所珍视的事物上。

在照顾临终病人 15 年之后，我的医生工作进入了一个特别有挑战性的时期。电子病历的出现、对工作效率的重视和对底线的强调，这一切让医生感到与他们的使命渐行渐远，不堪重负的行政工作极大地占据了医生的精力，让他们无法完成本该好好照料病人的重要工作。由此，我想帮助这些医生，并决定成为一名执业医生的指导老师。后来的十年中，我有幸为来自北美各地的 500 多名医生同事进行心理辅导。我也见证了个体所能拥有的惊人能力，每个人都必须用自己的内在核心力量去克服生活给他们的人生带来的种种困难。与此同时，我也深入地进行个人正念练习，成为一名认证的正念冥想导师。

我自己也有建立复原力的个人经验。我成长在一个中产家庭，父母均受过良好教育。从外表看上去，这是一个幸福健康的家庭，没有酗酒和毒品问题。但是关起门来，屋子里发生的事和外面看上去的很不一样。我的父母在他们各自的人生中都遭受过重创，一直没能从伤痛中恢复过来，我便成为他们发泄的对象，受到严重虐待。我的应对方法是专注学习，依赖朋友，通过读书来逃避生活，因为书里有美好的事情发生，人们的状况得到改善，幸福美满的故事结局是可能的。我找到了复原力，它帮我度过了艰难的童年。然而，为了找到它，发掘出我的内在核心力量，我花了很多时间，才能做到充分地理解我的经历，从伤痛中复原，然后放下它，继续前行。重新发现我的力量和优点，需要进行大量的发掘工作。

每个人都拥有复原力，每个人也都需要复原力。社交媒体的信息给我们制造出一种假象，那就是我们身边的其他人都过着幸福的生活，生活中没有困难、没有危机，做任何事情都有伴侣和家人的充分支持。我们不禁怀疑：**为什么是我？为什么只有我诸事不顺？**但其实，我们并不真正了解他人的生活。现实就是，我们每个人都要面临各种挑战和难处。我们都需要复原力。

我将在本书中为你提供一个实用指南，鼓励、帮助你找到你的每日复原力，滋养与壮大那股内心的力量之源，并熟练地使用它。每一章里，你会读到真实生活中的个案——普通人的挣扎、成长与胜利。你将学习实用的、简单易学的技巧，让你可以运用复原力来应对生活中大大小小的挑战。

你将会看到一些贯穿全书的核心主题。第一个是正念的重要性。正念就是意识到当下我们头脑中正在思考的问题。正念是一种非常有用的方法，它使我们能够看到我们的经验中真实和真切的部分，由此我们可以更加清醒地为下一步行动做决定。第二，我们将发现一个事实，即我们关注的事情往往会成为我们的现实：如果我们关注的是事情进展顺利的部分和我们自己的优势，我们就更有可能看到生活中积极的方面。同时，我们将认识到，人脑具有很强的可塑性。现代神经科学研究表明，我们的大脑每时每刻都在重新交换和生发新的联系。没有研究可以证明我们大脑的思维定式是一成不变的，这个好消息可以证实许多复原力养成练习的有效性，你可以用这些被他人实践证明过的练习来培养复原力。

最后，请不要忘记我们的人生中永远有许多选择点。人生中迎面而来的挑战和困境确实很可能让我们丧失对生活的掌控力。而复原力能发挥巨大作用的地方，就是我们有能力掌控的选择点。复原力不是让你面对生活磨难被动地隐忍承受，而是要你选择积极地应对。培养复原力的关键要素有联系、灵活性、毅力、自我调节、积极性、自我关爱，在探索和开发这些能力的过程中，你会清楚地了解你所拥有的各种选择。

我希望这本书为你提供的，是你正好需要的信息和实用策略。在阅读的过程中，你将重获你与生俱来的能力。无论遇到什么困难，你都可以享受生活，顽强生长。

第 1 章

培养你的复原力

你可能会认为，复原力是一种英雄才拥有的超凡能力，我们凡人是没有的。但事实上，我们每个人都有复原力。复原力是一种我们天生自带的能力。

然而，很多人的这种与生俱来的复原力从未得到培育和滋养。因为我们没有学习怎样从内心的力量源泉中汲取力量，所以这种能力就会处于休眠状态。现在想改变这种状况也来得及。我们每个人都可以通过各种方式来壮大复原力，这一章的主要内容就是开启探索之旅。你会清醒地认识到你内心深处的复原力，学习重新布局你的思维方式，来培育这一强大的能量。

变得更有复原性

在你看来，“复原力”意味着什么？提到复原力，你可能会想到一根橡皮筋被拉伸后弹回正常状态，或者想象一棵柳树被一阵强风吹弯却没有折断。这些都是解释复原力的形象画面。在我看来，复原力是一种比弯曲后能够挺立或回弹更重要的能力。复原力是我们体内所具有的可再生力量，我们可以利用它提供给我们的力量，去应对我们面临的挑战。我提出下面这个定义：

复原力是一股内在力量的源泉，它可以让你无须遭受不必要的精神、情感或身体痛苦，平安渡过困境与挑战。

你的复原力的内在源泉

复原力不仅仅是指从挫折中走出，而且关乎内在的力量、资源、智慧和善良。复原力的内在源泉包含我们需要的任何东西，能够坚定我们的心灵和头脑，让我们走出困境。

它总是伴随着我们，帮助我们从感到不知所措到坚信自己可以搞定一切。挑战总是会出现，它们是生活中无可避免的东西。然而，当你从复原力中汲取力量后，你就有了面对这些挑战所需的工具，你不会被困难压倒。复原力会帮助你一路披荆斩棘，直面与克服大大小小的困难。

现在想象一下：当你读到这些话的时候，你正站在这样一口井前。井水源自清泉，清澈干净，它滋养和维持生命，令万物生长。

花点时间想象一下，喝上这样一口井水是什么感觉。有没有觉得身体很放松？情绪镇定了些？在这本书中，你将学会如何从这口井中取水，然后直面你可能遭遇的任何困难。

让我们来看看两段真实经历，看主人公在面对挑战时如何从复原力中获取力量。（为了保护隐私，本书提到的所有人名均为化名。）

詹妮弗是一位44岁、有两个孩子的母亲，职业是小学一年级老师。在被诊断出多发性硬化症后，她的生活发生了戏剧性的转变。她曾是一个狂热的跑步爱好者，然而随着病情的发展，她需要靠两支拐杖走路，病情未来如何发展充满了不确定性。面对生活的剧变，詹妮弗茫然失措，不知道该怎么办。她一度考虑放弃教师工作，但是她意识到学生带给她太多的快乐和人生意义。她发现，任病魔从她那里夺去再多东西，留在教室里总能帮她获得继续生活的力量。面临的挑战是多方面的，但是教书育人的意义感能够帮她应对出现的所有问题。

杰弗里是一名27岁的工程师，他从青少年时期起就开始与不时出现的焦虑作斗争。他的大脑总是担心别人怎么看待他的言行。他经常在半夜醒来，回想白天跟他人的谈话是不是哪句说得不对。他不停地啃着指甲，因为担心自己有溃疡。相处多年的女朋友告诉他自己已另有所爱后，他走进了心理咨询室。他还参加了正念课程，发现活在当下并反思自己的想法有助于减轻他正在感受着的焦虑和悲伤。很快，他发现冥想和瑜伽为他注入了内在的平衡感，让他的情绪在人生的黯淡阶段逐步稳定下来。

为什么有些人在逆境中变得更坚强，另一些人则会患上与压力有关的疾病［如创伤后应激障碍（PTSD）或抑郁症］？为什么有些人变得悲观、沮丧、愤世嫉俗、愤怒，另一些人则能以重新焕发的乐观精神和同情心继续前行？为什么有些人似乎可以驾驭生活中不断涌现的惊涛骇浪并占上风，而另一些人却怯懦胆小甚至做出更多错误的决定？现代科学提供了一些答案，也留下了许多问题。我们知道，我们面对压力的反应是受生物、心理、社会、精神、家庭和遗传等因素的复杂相互作用影响而成的。我们也知道，每个人都有自己一套独特的应对机制。不过，我们远远没有意识到，我们可以对上述因素施加更多的影响。

找到内在的力量

我在工作中接触了很多人，包括接受临终关怀的患者、经受重创的幸存者、医生。他们的经历告诉我，无论特定的生理和环境因素给个体带来怎样的影响，复原力都是我们所有人与生俱来的基本素质。我们一出生就自带复原力，但不是每个人都懂得在复原力被困苦的日子耗尽后，如何再对这种内在力量予以补充。有些人不知道，原来我们可以滋养一种核心的内在力量和自我关爱能力，当遭遇困顿阻滞和挑战的时候，用它们来做缓冲。我们没有认识到，尊重从经验中获得的智慧有助于我们获得复原力。我们也没有认识到，有了复原力，我们就能成为**自己**这部人生大书的作者，无论之前发生了什么情节，最后都能写出一个新的结局。

这些东西任何一个人都可以学到。这本书将为你提供各种工具帮你理解和培养复原力。本章我们先来看看科学的发展成果，它们告诉我们，可以通过训练大脑来对压力和逆境作出更积极的反应。接着，我们将研究复原力的关键要素，以及如何依次强化每一种要素。在第2章中，你将了解社会关系联结与社群如何促进复原力，并学习如何发展有力而持续的关系。第3章将探索建立你的精神灵活性的实际方法，这样你就可以用新的视角来看待变化和不确定性。在第4章中，你将了解关于毅力的知识，学习动机科学是如何帮助你改变生活的。第5章为情绪的自我管理提出建议，包括生活中经常出现的激烈情绪应该如何进行调节、常见的负面情绪让我们难以汲取复原力时该怎么应对。在第6章，我们将深入探讨积极的情绪，研究它们如何促进成长、健康和创造力。第7章关注的是自我关爱。第8章是复习回顾前面章节所学，为如何长期维护和发展你的复原力制定计划。

你会读到更多来自人们真实生活中的故事。在这些故事中，主人公的复原力遭遇过大大小小的挑战，他们是如何应对的？在整个过程中，你将学习到具体的复原力练习方法，它们会教你如何把本书提到的概念付诸实践，应用到你的日常生活中。

复原力养成记录

书中的许多练习用到了写作——这是一种个人反思。我希望你能够准备一个专门的笔记本，用于写作练习，记录各种想法、学习笔记、一路走来的种种思考。把所有想法记录整理在一个本子上更易于你跟踪自己的进展，重新审视以前的想法，并复习所学。

重置你的思维方式

当我们谈论如何建立复原力时，实际上是在讨论如何让我们的大脑更有效率地控制压力和应对威胁。无论你的应对方式多么不完美，都不用担心。现代科学特别是神经可塑性发展或是大脑自我重组能力告诉我们，人脑在改变自己的运行方式上具备惊人的能力。你所需要的，是用正确的方法来利用大脑的学习能力。让我们通过查看自己面对压力时神经系统在幕后是如何运作的，来看看它到底是怎么回事。

战斗/逃跑/僵硬

在面对威胁和危险时，我们的大脑和身体有一个复杂而巧妙的应对系统，称为**战斗/逃跑/僵硬响应系统**。简单地说，它是这样运作的：当受到压力刺激时，你的感官系统——眼睛、耳朵、鼻子、嘴和皮肤——会向大脑的一个叫作**杏仁核**（有时也称为恐惧和警报中心）的部分发出信号。大脑的这个部分反过来激活你的**交感神经系统**。这就是神经网络，它专注于对危险作出反应，在全身触发生理反应，使我们能够反抗、逃跑或僵硬不动，直到危险过去。这种快速的激活反应对我们的史前祖先特别有用。它可以起到安全防护的作用：在与另一个穴居群体打斗时提供所需的短时注意力和力量，与剑齿虎狭路相逢时能全速逃跑，或是捕猎毛发浓密的猛犸象时能成功猎杀。

这种应对机制对我们祖先的生存至关重要，但在今天，它带给我们的伤害往往多于好处。我们的大脑不太擅长区分来自身体或心理的威胁。在现代，会触发战斗/逃跑/僵硬响应的是那些相对琐碎的事件，而不是那些生死攸关的问题。来自社会问题的威胁（人际关系交往困难、工作场合的冲突、家庭关系的紧张）、对未来的担忧（**我的钱够花吗?**）甚至是对过去心理不适来源的反思（**我为什么要说那些话?**）都会让我们的交感神经系统忙不过来。

即使我们在理性上知道这些触发因素是微不足道的，但当真的碰到情况时，我们的本能也难以在真实的和想象的威胁之间作出区分。看到对我们充满敌意的老板发来的信息，正在等年迈的老人过马路却听到身后车喇叭响个不停，于是想起了过去经历的创伤——所有这些都能触发战斗/逃跑/僵硬的生存本能，指示我们的交感神经系统立即行动起来。随着时间的推移，焦虑可能会与并非真正危险的情况、想法和记忆相联系。例如，一个玻璃杯掉落会让你马上紧张不安，因为你刚刚经历了一场车祸。在这个意义上，大脑可能会无意中制造自己的恐惧。

接下来就是复原力发挥作用的时候了。已经感知到的威胁不仅触发了战斗/逃跑/僵硬机制的响应，同时激活了大脑中称为**前额叶皮层**（prefrontal cortex，PFC）的区域。按照字面意思，它就在你大脑的前部，从某种意义上来说，这个区域负责监控你所有的行为。它监管的内容包括复杂的思想、个性的表达、对社会行为的决策和调节。换句话说，我们之所以成为现在的样子，它是负有责任的。它还会阻止我们的短视行为，让我们行事之前考虑长远目标。

我们的生存本能在危险的情况下首先作出反应。这就是为什么我们会在危险来临时不假思索地行动——我们从着火的建筑物中逃出来，不会首先思考火灾的起因。但是在战斗/逃跑/僵硬机制启动后不久，PFC也启动了，这时我们可以冷静下来，确认自己是否受到伤害，刚刚是不是真的受到了威胁。当某些事情拉响了生存警报时，如果我们的复原力足够强大，就更容易获得在这种紧急情境下仔细思考的能力。

监测我们对压力的反应以及确保我们的交感神经系统不要过度反应，这一点非常重要。首先，如果我们不冷静，面对压力，或许我们就无法理性地采取行动（在大楼着火的例子中，如果不冷静思考，可能本想着从火中逃出，却堵在逃生的人群中动弹不得）。其次，战斗/逃跑/僵硬机制的响应伴随着皮质醇的释放。皮质醇是一种压力激素，它帮助身体调动并转移资源以应对直接的危险源。在短时间内，皮质醇的释放是无害的——呼吸加速、心率加快，给肌肉带来血液和氧气，这样我们才能对抗或逃离威胁。但如果我们一直感到压力，不断生产和释放皮质醇，这种激素会对我们的精神和身体健康造成巨大的损害。焦虑、抑郁、失眠、精力不足和注意力难以集中，这些都是皮质醇长期释放状态下会出现的症状。

总结：在现代世界里，我们大脑的战斗/逃跑/僵硬本能可以在各种情况下触发，但这些情况往往都不是真正的威胁。遵照战斗/逃跑/僵硬机制来应对生活，长此以往，对我们非常有害。那我们该怎么办？

我们要做的，就是重置思维方式。

僵硬响应

大多数人都可以理解“战斗或逃跑”的概念，但如果不讨论僵硬响应，我们关于大脑应对威胁的考察就是不完整的。当大脑对危险的评估结果是无法抵抗或需要逃脱时，就会启动“僵硬”或不作任何反应的本能。当一件令我们在生理或心理上全面溃败且无法逃离的事情发生时，这种响应会导致一种称为**分裂**（dissociation）的状态，我们的感官和记忆会变得麻木或模糊。例如，有过童年受虐经历的人，可能会抑制关于创伤的记忆，或者将这种记忆储存起来，直到有一天，他们具备足够的能力去面对这些创伤和记忆。

我们的大脑具有可塑性

直到大约 20 年前，科学家还认为，人类的大脑在经历青春期后便不会有太大变化。而我们现在知道了完全相反的事实：大脑的结构和功能是高度可塑的，随着我们生命的过程，它几乎一直在不断改变。这就是所谓的**神经可塑性**（neuroplasticity），即大脑因为思想、行动和经验而改变和适应的能力。神经可塑性对于我们构筑复原力是个天大的好消息，它构成了你将在这本书中学习的许多策略的基础。

此外，大脑非常善于识别模式。拿我们理解字母表中字母的能力来举例。其实，字母只是由直线和曲线构成的东西，但我们的大脑已经了解到，这些模式意味着一些重要的东西。它们是一组组紧密相连的神经元，是学习或习惯形成的基础。神经科学的研究发现有助于我们理解自己的思想、情感和身体的感觉塑造以及重塑神经网络。这些网络几乎是基于我们的经验而不断地“重新连接”，沿着大脑中相同的神经通路不断被激活，神经元则进一步创造了更强的联系和架构，所以会有这样的说法：“一起激活的神经元，相互连接的神经元”。这个问题对于复原力至关重要。

随着时间的推移，当重复的活动加深和加强了特定神经网络的联系，它便成为一种心理通路、一条你的思想和行为都会遵循的轨迹。重复的思考和行为让这条轨迹变得更加明晰固定，这就是为什么习惯很难改变。但学习新东西，并且反复练习，就能开创新的轨迹，让你的大脑思维通过它去处理并跟进。

这其中的妙处在于：一方面，你所练习的东西可以最终成为现实。如果你总是想着你的积极经验、优势和成功，你的大脑就会更倾向于关注这些品质，因为这些神经联系会不断生长和加强。另一方面，如果你总是在抱怨和怨恨，经常指责自己不够聪明，总是消极地想这想那，你所养成的能力就会是消极的、负面的能力。

这么做的意义并不是说保持乐观会让你更快乐，它的意义在于：只要坚持关注事物积极的一面，可以再次建立起神经通路，这条通路将让你看到更多的积极因素。与此同时，会减少使用那些涉及忧虑、恐惧和焦虑的通路。现代神经科学指出，刻意关注事物进展顺利的一面非常重要。

让我们在实践中检验一下这一点。

在约翰的记忆中，父亲对他要求很高、很挑剔。父亲经常拿他和哥哥作比较，说他学习上脑子不好使，体育也不行。约翰成年后，把这种什么都不行的感觉带到生活的各个方面。即使是最轻微的负面反馈，也会引发约翰的恐惧和焦虑，他会对自己的言行展开严格的自我审视。约翰在 40 多岁时又结束了一段情感关系后，开始接受认知行为治疗。治疗主要针对我们的想法、印象、信念和态度，因为这些方面的问题往往会导致我们言行失当以及无法很好地处理情感问题。约翰了解到，他自己的思维模式正在强化他父亲传递给他的刻薄、错误的信息。他开始练习用同情和肯定的方式来对抗这些问题，比如“我有很多优点。我是一个聪明而有才华的人”。这需要时间和努力，但渐渐地，约翰的焦虑减轻了，他开始努力维护一种更积极、更准确的自我意识。

约翰所做的就是开发新的神经通路，以取代在他艰难的童年时期形成的神经通路。虽然我们的生活中会出现我们无法避免的困难，但我们可以利用大脑强大的再生能力来建立新的联系，从而重塑现实。约翰不可能改变过去，但他通过关注生活中积极的方面，改变了现在的经历。

一个人的旅程

复原力的开发是一个非常私人的过程。我们每个人在面对生活中的压力时都会作出不同的反应。你应对挑战的方式可能与别人的完全不同。面对挑战，没有唯一正确的方法，也没有什么可以决定结果的统一或标准的反应。你是否能开发出最适合你的工具，让它们帮助你应对人生道路上出现的种种挑战，这才是重要的。

我们每个人都必须找到最适合我们独特生活环境的复原力配方。你在追求每日复原力的过程中，要注意如何评估你的进步。我们大多数人都善于严厉地批评自己，然而对自己慷慨和富有同情心是获取复原力的关键要素之一。成为自己的朋友和盟友至关重要，我们将在第 7 章探讨这一过程。同样重要的是，要认识到，无论在人生之路上你现在身在何处，那都是你需要去的地方。用心理学家卡尔·罗杰斯的话说："一个奇怪的悖论是，当我接受现在的自己时，我就能改变。"

你对自己的判断将在你培养复原力的过程中产生巨大作用。让我们来做个比较，看看在类似的情况下，不同的态度如何导致不同的结果。

罗丝抑郁症第一次发作的时候是18岁。她是A等生，对自己要求极高，非常焦虑。她也喜欢踢足球，对自己各方面的能力感到非常自豪。当她被心仪的大学录取时，她感到未来可期。大学生活的第一个学期，她在社交生活方面不太顺利，没有找到适合自己的朋友圈，随后变得越来越孤立。她告诉自己，自己之所以不能像其他人一样受欢迎，是因为没有正确的社交技能，并因为自己产生低落情绪这个感受本身而苛责自己。她退出社交生活，精神萎靡。她陷在绝望的情绪之中，不去上课，然后退学，搬回父母家生活。

艾丽莎抑郁症发作时，也是18岁。和罗丝一样，艾丽莎也是明星学生，在体育和艺术方面很有天赋。她也被首选的大学录取。大一生活刚开始时，她兴高采烈并满怀探索的热望。但是到了第二学期，她状态开始滑坡，没办法集中精力学习，睡眠质量很差，跟他人相处变得困难。她提醒自己，抑郁症是一种疾病，于是马上与校园辅导员联系，强迫自己与室友和其他人保持接触。那段时间很难过，但她重新站稳了脚跟。到学年结束时，她已经重整旗鼓，回归了正常的生活。

这两位年轻女性为什么会有这样的差异？显然，她们有不同的解释方法；换句话说，她们以不同的方式向自己解释问题，特别是与自己行为有关的问题。我们对事件的感知、处理和附加意义的方式通常比实际事件的性质更严厉，特别是在抑郁和焦虑的情况下。

虽然从表面上看，两位女性的经历相似，但罗丝可能对自己更苛刻。遗憾的是，随着她的抑郁状况恶化，她越来越自责。而另一边，艾丽莎迫使自己相信抑郁症是一种疾病。这种理解促使她及早寻求帮助。

虽然我们每个人生来都拥有潜在的、巨大的复原力，但它往往被我们生活中必须面对的东西所消耗。其中一些是社会条件的作用：基于性别、种族、社会经济地位的期望——期望越大，生活中的压力便越大。无论我们是否遵守社会规范，家庭中发生的事情以及压力、偏见、贫困、创伤和暴力的代际影响都决定了我们如何应对逆境。然而研究表明，复原力可以通过无数种途径来获得。科学家对双胞胎的研究表明，遗传因素在个人获取复原力方面只起到大约 30% 的作用，尽管这个研究结果不是绝对的。这意味着我们大部分的复原力来自我们的成长过程以及我们如何应对生活中的挑战——罗丝和艾丽莎的故事已经证明了后一点。外部条件，如信仰、精神生活、家庭、社区支持、自我反思、亲密团体、心理咨询和正念练习，也可以成为个人复原力养成之旅的关键因素。我的目标是向你介绍各种各样的工具和策略，你可以根据自己的需要加以使用。

这本书会有什么帮助

你读这本书一定是出于某种原因。也许你需要一点帮助来应对现在压力重重的生活。或者你想正确地看待你所经历的过往。抑或你在寻求更多的平和、信心与平衡。也许你想让一段重要的情感关系有所推进。也许你一直被抑郁症、焦虑症或创伤后应激障碍困扰。（如果你怀疑自己的问题比较严重，请一定向医生求助。）

习得复原力之旅的重要步骤之一是肯定你人生经历过的每一个故事。我们都是沿着生活为我们铺设的道路一路跋涉到今天，而且是用我们自己独特的方式行走。环境塑造了我们，它们的作用力不能被轻视。我们现在的样子都是无数影响作用下的结果——有些影响是我们可以控制的，有些则是我们无力控制的。这本书将帮助你去关注生活中**可以**掌控的方面，使它们朝着让你幸福的方向努力。你会逐渐意识到，你的生活其实有很多选择，这些选择比我们常看到的要多。强化复原力的一项关键策略就是你能看到生活中的众多选项。

无论你现在在人生之路上行走到哪里，我想帮助你加满力量。我一生的工作致力于为那些正身处绝境或感到暗无天日的人提供他们所需要的。从我个人的经验出发，我深知是否拥有复原力将会带来非常不一样的人生，所以我想帮助你开发你的复原力。

随着阅读的深入，请你记住以下要点：

完美是一个神话。在你读这本书的时候，请一定对自己宽容一些。汲取对你有用的信息，不适用的信息则无须强迫自己接受。要知道，为了获得复原力，你不需要事事都做到完美；事实上，没有什么东西是“完美”的。

记住你为什么这么做。你的生活和大多数人一样非常忙碌。那把阅读这本书当作一个从繁忙生活中抽身出来的机会，从每日的压力和焦虑中跳出一步，花点时间反思。如果你正在努力从其他事务中抽出时间，那就把建立你的复原力当作对自己和你的生活的投资。你有一个机会来反思人生，这本书会让你思考下列问题：

什么事情对我来说最困难？

我在哪里获得了我需要的支持?

人生道路上的挑战是如何塑造了我今天的样子?

过去我对自己的认识将如何帮助我应对眼前的困难?

探索这些问题将帮助你发现到底需要什么来提升和保持你内心的复原力。现在暂时搁置一些问题，意味着日后你将更好地解决它们。

这是一个过程。强化复原力的过程就好比在健身房练肌肉，是一个需要时间慢慢产生变化的过程。别想着靠读完这本书或其他书，就可以一夜之间突然有了复原力。在本书中，你会读到各种各样的复原力练习，你可以一边做这些练习，一边让你的复原力增强。开发复原力可没有什么统一或标准的计划：正是因为知道每个人都有各自不同的学习方法，所以我在本书中收入了不同类型的练习。

你可以规划你自己的道路。建立复原力的过程往往是曲折的。从我自己建立复原力的过程来看，在某些阶段我有成长和收获，却也会在某些阶段经历巨大的痛苦和困难。高潮，低谷，在两极之间徘徊……你可能也会经历这些。我希望你把这本书从头到尾读一遍，但如果你喜欢翻到哪儿就读到哪儿，我也没意见。你一定会找到有趣的内容，让你去思考或者与朋友讨论，希望它会成为专属于你的旅程的起点。

无论你处在人生之旅的哪个位置，我都希望你知道：**希望永在**。我这么说并不是在给你灌鸡汤。我的确在自己的生活中，以及在工作中接触的病人、客户的生活中，一次又一次地见证了这一点。在你生命中重要的东西，总有一种办法可以让你接近它，使你幸福。你内心深处的复原力之井永远会有活水注入，即使你感觉井水快被抽干了。无论你生命中会经历怎样的至暗时刻，那口井永远不会像它看上去那样枯竭，你永远有能力去重新充满它。

关键收获

■ 复原力是一种内在源泉，可以帮助你应对人生中遇到的任何困难和挑战。我们每个人都具备复原力，它是潜藏在我们内心深处的源泉，我们可以从中汲取能量，也会为它补充能量。

■ 我们大脑的警报系统可能会反应过度，因此小小的不开心都会触发我们原始的战斗/逃跑/僵硬响应，这会引起痛苦，随着时间的推移，会造成焦虑和各种身体上的症状。

■ 我们的大脑是高度可塑的，它几乎一直处于变化之中。

■ 带上清晰的目标并加以练习，我们就可以改变自己的心理通路，用更智慧、更健康的思想和行为模式取代自我批评和其他消极倾向。

■ 我们每个人的复原力是不同的。所以，每个人获得复原力的过程都是一个人的旅行。

■ 我们的复原力大多归功于环境因素。信仰、家庭、社区支持、自我反思、亲密团体、心理咨询、正念与其他要素都可以成为一个人获得专属的复原力之旅上关键的一环。

■ 建立复原力的关键是自我同情和避免自我苛责。

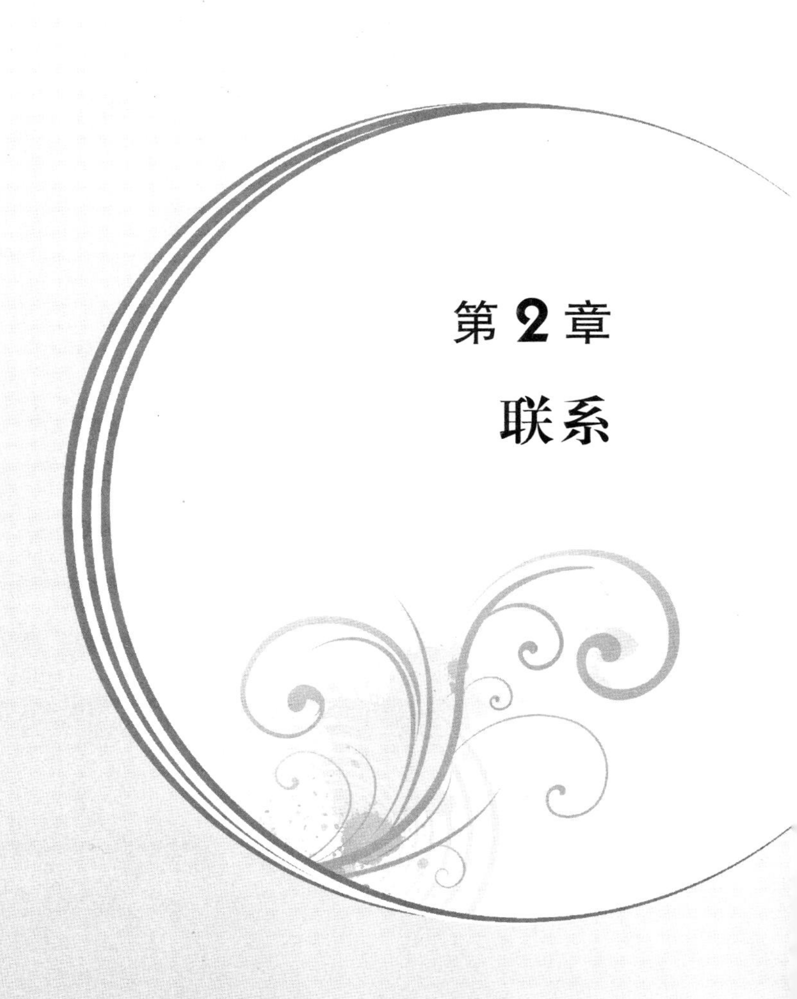

第2章 联系

复原力的中心是与他人的联系。如果没有与他人的联系，我们复原力的源泉就会枯竭，我们的健康会处于严重的风险中。事实上，在导致心脏病和中风的危险因素中，孤独和久坐不动的生活方式同样有害。对许多人来说，我们的家庭，特别是与父母的联系，构成我们与他人首要的联系。但即使我们没有得到足够的父母的爱和感情，我们也可以在一生中以各种不同的方式与其他人建立重要的联系。从与陌生人产生共鸣的微小瞬间，到与朋友、伴侣建立关系，从把我们和社区紧密联系在一起的志愿者工作，到表达善意的随机行为，我们构建的每一种联系都能帮助我们建立自己的复原力。

建立联系

人类本是社会性的生物，由此我们无须惊讶：复原力和心理健康通常与我们和他人建立联系的能力有密不可分的关系。我们祖先的生存取决于在一个严酷、危险的世界中与他人团结互助——不与他人建立联系真的会导致死亡。从进化的角度来看，去建立社会联系是我们这个物种的出厂设置，我们的情感健康是由我们与其他人的联系维护的。

我们一出生，就有了对社会联系的需求，而且这种需求会对我们的一生产生持续的影响。杜克大学的一项研究对400多名婴儿从出生到成年后的成长情况进行跟踪，研究数据显示，如果一个婴儿有一位深爱他/她并对他/她予以悉心照料的母亲，长大后他/她更容易快乐、不那么焦虑、适应能力更强。相反，缺乏父母关爱的孩子在后来的人生中表现出较弱的复原力、较低的自尊和更多的攻击性行为。

但是，如果我们没有好运气出生在一个幸福的原生家庭呢？如果我们的父母或兄弟姐妹非常严厉、孤僻或者有暴力倾向呢？在这种情况下，与家庭成员之外的人的联系就变得更重要。以我自己为例，我和一位值得信赖的治疗师之间建立的联系，成为我被治愈和成长过程中不可或缺的部分。

我们每个人经历的人生旅途通常都是坎坷不平的。我们的社会联系为我们的自我调节（我们将在第 5 章具体讨论这个问题）和自信心养成提供了必要的安全感，使我们抵御可能遇到的任何挑战和挫折的能力得到提升。

让我们看一个真实的案例。

罗伯是家中最小的孩子，他有两个哥哥，他在 10 岁时就决定要当一名医生。罗伯的父亲在他出生后不久就抛弃了家庭。罗伯酗酒的母亲一直艰难地保住一份工作。罗伯和家人一直过着飘忽不定的生活。罗伯聪明勤奋，在学校表现很好。但他对自己没有多少信心，他的生活中没有一个成功的榜样能让他去追随。三年级时，一位老师走进了罗伯的生命，他在罗伯身上看到了潜力并予以他其他人从未给予过的信任。老师鼓励罗伯去挑战更难的数学问题和阅读任务，在此过程中罗伯变得越来越自信，老师成为可供他学习的榜样，以及可以给予他肯定的力量之源。回顾一路走来的经历，罗伯认为是他与老师建立的联系让他的人生能够不被原生家庭困住，从而走出完全不同的道路，因为这种关系给他以自信和安全感，帮助他意识到自己可以发挥学术才能，进而过上不一样的人生。

与他人的联系和来自他人的支持能够充盈我们内心的力量，进而促进人生以螺旋形向上发展，还能拓宽和建立我们认知、心理和身体的灵活性与丰盈度，并帮助我们把挑战和失败看作成长和学习的机会。积极的关系会让人感到快乐和爱，在面对困难时更有信心，这反过来又培养促进了复原力的生成，而复原力又会促进未来积极的关系。

而选择不与他人产生联系会带来严重的问题：孤独和远离社交很可能造成高血压、免疫力下降，增加罹患心脏病和中风的风险。事实上，医生现在认为孤独已成为危害心脏的六大主要因素之一，和吸烟、不运动的危害一样大。而且现在我们上网和依赖电子设备的时间越来越长，与人面对面交流的时间极大地缩短，我们正在见证一场叫作孤独的流行病肆虐。手机信息和社交媒体满足了我们对数字时代便捷生活的需求，但是只有人与人之间真实的接触才能真正充盈我们的复原力源泉。

正如植物需要阳光和水，人类也需要爱和联系。当我们谈论与他人的联系时，你可能马上想到浪漫的爱情。但我们在这里真正想谈论的是心理学研究者芭芭拉·弗雷德里克森

(Barbara Fredrickson) 所描述的：我们与另一个活生生的生命分享温暖与联系，这个生命甚至包括我们的宠物。芭芭拉的研究太有意思了，她帮助我们理解不经意的互动也可以有共鸣的片刻，我们能在这些时刻体验到一种联结感、温暖和积极的情感。这些通常微小的片刻就像发动机，驱动复原力积极地螺旋形向上聚积。当它们发生时，会引发我们的大脑释放催产素（oxytocin），这与在浪漫爱情中人们心动时刻释放出来的化学物质相同。催产素通常被称为“爱”或“拥抱”激素，它抑制恐惧，增加信任感，让人平静。

弗雷德里克森在她的著作《爱 2.0》中，提到了很多我们在日常生活中可能经历的这种爱与联系的例子。和朋友的欢声笑语，上班路上偶遇的陌生人对我们的微笑，和咖啡店员的几句互动，抚摸我们的猫猫狗狗……联系对人类的经验是如此重要，以至于这些短暂微小的片刻也会对我们产生巨大的影响。我们没有意识到，这些微小的、联系的片刻可以放大信任感，提高我们情绪管理的能力，甚至还会补偿我们曾经受到的忽视，从而增强我们的复原力。当我们更多地去关注这些微小而意义重大的体验时，我们会从中得到更多力量，甚至让我们可以事半功倍地充满我们的复原力源泉。

除了这些微小的片刻，滋养我们的复原力的深层次联系还可以有多种形式。这其中包括我们与原生家庭的联系，但亲密的友谊同样重要。事实上，我们可以与任何人形成有意义的联系，例如朋友、同事或信仰团体、兴趣小组、线上论坛的成员。

并不是说一定要是一辈子的朋友才能形成有益联系。除了长期社会关系，情感支持也可以来自近期建立的社会关系。质量胜过数量。在情感关系中，我们被认可并得以开诚布公地谈论我们认为重要的事情，这样的关系哪怕只有一到两种，也比跟一堆人的肤浅熟络有营养。

无论是与朋友还是与兄弟姐妹、新交或是旧友的关系，都是我们生活中最牢固的关系，最能培育我们的复原力。但是，任何一段情感关系都会面临一些天然的挑战，如何通过经营去保持健康的情感关系就变得非常重要。这里有一项练习，能帮你维护你的复原力所依赖的情感关系。

复原力练习

关系修复

培育积极的联系需要花些工夫。我们在一段关系中会偏离正轨，老去盯着关系中消极的一面，而不去关注有益的部分。然而，通过练习，我们可以从情感关系的冲突中学习和成长，建立我们对他人的共情能力，增强我们应对未来挑战的复原力。当你与一个对你很重要的人的关系变得紧张时，这项练习将帮助你维护好这段关系，避免受创。

1. 花 15 分钟坐下来静静思考你和这个对你很重要的人正在经历的冲突。仔细想想当前的局面。这场冲突是因为这个人说了什么话？他或她做了或没做什么事？在你思考事情的来龙去脉时，把你感受到的情绪记录下来。

2. 在你的日记或笔记本上，回答以下每个问题。慢慢来，写得多或少根据你的感受而定。

● 这段关系中什么对我来说是重要的?

● 我们这段关系面临的挑战在他人眼中是什么样的?

● 我欣赏这个人的哪一点?

● 我们两个通过努力解决这场冲突可以获得什么？

3. 在你回答这些问题时，思考以下问题并反映到你的答案中。

● 这项练习帮助你看到了什么?

● 你注意到你的情绪有什么变化吗?

● 从另一个人的视角来看问题是否为你解决这场冲突提供了其他选择?

当我们花时间反思时，可以帮助我们意识到这场冲突往往并没有看上去那么严重，也能帮助我们恢复理性，认清对我们来说重要的事情。即使这项练习并没有解决冲突本身，它也帮助你把这个问题放在更广阔的背景下来审视，即关于这个人和你们的关系中最重要的是什么。下次再遇到冲突的时候，在你决定如何解决分歧之前，试着找时间做一做这项练习。

能够在一段情感关系遭遇挑战的时候找到解决方法是一项核心生活技能。通过冷静地反思，你将提高你从未来可能遇到的挑战中学习经验的能力。换句话说，你在提升你的复原力。

关系的力量

我们已经看到，建立和保持积极的关系可以带来很多好处。社会联系可以增强你的复原力。如何做到呢？可以通过建立信任感、提供积极的榜样、获得鼓励和肯定来实现它。让我们来逐一分析。

信任

我们在生活中可能会遇到一些困难，这些困难如此之大，让我们失去对世界和人的信任。我们很难再去相信这个世界是一个安全的地方，或者我们可以依靠某个人。由于我们完全陷入不信任的迷雾，我们就无法看到我们可以相信的人或事。我们甚至不再相信联系的力量。但是，当我们渴望退回内心时，通过爱和联系来重建信任，可以让我们获得更大的复原力。人类作为一种需要高度联系的物种，需要依靠他人，需要确证自我，确认自我价值。

有时，当我们经历艰难时期时，会感到生活对我们不公。去设想生活应该是什么样子是一件非常容易的事，我们看过的电影和书都在强化一种故事里的生活。我们发现自己把故事书当作生活的路标。如果生活没有朝着我们设想的方向发展，我们就会感到被生活所欺骗。但是，我们的社会关系提醒我们，每个人都会遇到困难，人生道路上的波折是这条路本来的样子。我们感到被不公对待的怀疑被一种信任感所取代，这种信任感就是：事实上，我们所有人都在一条船上。

榜样

我们的父母或照料者是我们人生中第一个和主要的榜样。小时候，我们跟他们待在一起的时间最长，我们观察他们的行为，模仿自己看到的东西。如果我们的父母表现出爱，我们就知道我们是被爱的；我们感到一种牢固的联系，就会生出一种价值感。如果他们表现得冷静、专注，有共情力，我们就会相信我们可以被看到和听到。如果他们看到了我们的优点和努力，我们也学会看到这些。从某种意义上说，好的父母教养就是拿着一面镜子去照见孩子的优点和善良，使孩子能够发展那些优点，其中就包括复原力。

不论养育我们的人是否是健康、积极行为的榜样，我们生命中出现的其他人也可以成为我们学习的榜样。想想那些你亲眼见证克服了生活中重大挑战的人：家庭成员、朋友或是你在书中读到过的人物。榜样并不总是那个你期待的人。有趣的是，当我问一些医生谁是他们获得复原力的榜样时，答案几乎总是一位在面对疾病时依然保持优雅的病人。不仅如此，这样一位病人的典型行为，往往是从试图满足别人的期待转向了专注于对他真正重要的事情。

认真想想你最钦佩的人，他可能还活着，也可能已经去世：一位家庭成员，一个精神领袖，一个政治或历史人物，甚或是一本书或一部电影中的虚构人物。你到底欣赏他的哪些方面？你想模仿这些品质吗？想想这个人的特质，可以帮助你认识到对你最有意义的复原力特征。

鼓励和保证

小孩子第一次独自荡秋千，会盯着爸爸妈妈，求得许可和安慰。你历经千辛万苦完成了一项任务后，你的老板看到了你的努力并表示认可。我们从他人那里得到的无论是口头还是非口头的鼓励、确认和肯定，对我们的幸福感都至关重要。这些肯定的时刻也属于我们前面提到的积极的微小片刻，它们和体验温暖或爱同样重要。在童年，这些时刻帮助我们建立起自信心。无论我们的童年是否充满了这样的时刻，在我们在成年后，但凡遇到这样的片刻，都应该热切地拥抱它们。

作为一名教练，我一次次亲眼见证拥有一个支持的、肯定的、不加指摘的生存环境有多么重要。如果有人相信我们天生具有创造力、聪明才智和完整人格，这份信任有助于培养我们继续开发智力和应对未来挑战的能力。我们通过支持性的帮助获得鼓励，即便是一个短暂的瞬间，也能带给我们力量去面对困难，充盈我们的复原力源泉。

复原力练习

拥抱联系的微小瞬间

无论你是年轻人还是老年人、单身或是已婚人士、性格内向还是外向，有时感到孤独都是很正常的。为了排解孤独，我们通常会发信息、写电子邮件或上社交媒体，但这些没有人情味的交流形式可能无法提供实时的或面对面真人互动所能提供的联系。所以，我们要充分利用那些短暂却与他人产生有意义的联系的微小瞬间。你的生活中一定会有许多这样的瞬间，这项练习将帮助你注意到这些瞬间，放大这些瞬间释放的催产素和其他积极影响。如果把它们记录下来，会更有益处。

从今天开始，用一个星期的时间每天尝试关注三个与他人产生联系的微小瞬间，要遵循以下原则：

注意互动。当你与陌生人、熟人或你遇到的任何一个人短暂相遇时，试着全身心投入。关注你在这些联系时刻的经历。注意你身体的感觉。

鼓励联系。无论是在工作场合还是在家里，观察对方的面部表情，接受你所看到的。逼自己向每一个与你互动的人微笑。

做好记录。每天结束时，在日记中描述三个联系的时刻。根据下列陈述，给每一个时刻从0（完全不正确）到5（完全正确）打分。

在互动过程中：

我觉得和另一个人“合拍”。

我感觉到了与对方的亲密。

我注意到我身体里有一种温暖的感觉。

我的身体放松了。

我的问题似乎变小了。

注意自己是否有意识地寻找微小瞬间的联系，同样会让你生命中重要的联系更加牢固，让你可以更敏锐地感受到微小瞬间的联系感。看看这项练习是否能提升你的整体情绪。例如，也许你会对别人更加慷慨。把这些想法也记录在日记里。

你不必一直在日记里记录你的微小瞬间，但一定要努力让它成为一个习惯，在心里关注和重视它。与他人联系的微小瞬间可以滋养你的头脑、身体、心脏和灵魂。如果你可以尽可能多地吸收这些瞬间的养分，你就能充盈你的复原力源泉，获得可靠的压舱物来抵御风暴。

为他人服务

我们生活在一个竞争激烈的社会，最先关注的是社会中对我们有用的东西，而不是对他人有用的东西。一个过于关注自我的现实社会，焦点都在“我”“我”“我”，但这样的社会可能导致人与人之间的失联和孤独。这种对自我的关注会带来一个自相矛盾的局面，那就是我们变得更加脆弱，因为过度的自我关注反而消耗了我们的复原力。前文提到过，当我们缺乏社会联系时，我们开始认为自己是这个世上唯一在受苦的人，其他人都比我们过得好，生活对我们太不公平。帮助他人会使我们深刻地明白一个道理：**只要是人，就会遭受痛苦。**我们每个人都会面对这样或那样的障碍和挑战。

大受欢迎的小说和改编电影《让爱传出去》（*Pay it Forward*）讲述了友善和慷慨的行为是如何像池塘里的涟漪一样荡开，它们荡漾开来的影响既在意料之中，又在意料之外。就像罗伯的老师给予罗伯强大的支持和鼓励，帮助别人就是提前偿还我们已经得到的帮助。作为回报，我们得到的和我们帮助的一样多。许多研究表明，利他的行为和志愿者工作有助于提高生活满意度、减少抑郁、降低血压，甚至可以延长寿命。

当下有一个非常重要的事实，那就是：随着技术在我们生活中发挥越来越大的作用，我们的世界数字化程度越来越高，我们的日常互动中人的因素似乎正在一点点丢失，例如无法看到真实的面部表情、听到真实的人声。我在哈佛医学院的同事、医学博士海伦·里斯（Helen Riess）在著作《移情效应》（*The Empathy Effect*）中解释了为什么我们在数字空间中看到那么多尖刻和赤裸裸的霸凌。帮助他人有助于缓解这种注重个性化、只在乎自我增益和竞争激烈的社会趋势。当我们为他人服务时，我们会得到提醒：其他人跟我们一样，都是活生生的人。这种联系的感觉会强化我们的复原力，抵消孤独的感觉。

洛蕾塔一直想要孩子。但她在三十岁出头的时候患上了霍奇金淋巴瘤。完成化疗后，她发现自己失去了生育能力。她和丈夫考虑过收养一个孩子，这是洛蕾塔想要的，但她的丈夫无法接受养育一个不是他亲生的孩子。之后，洛蕾塔全身心投入到事业中，生活处处以工作为先。但她始终有一种无法摆脱的、让她不得安宁的空虚感。洛蕾塔的一位朋友告诉她，当地一家儿童医院正在寻找志愿者，工作是在新生儿重症监护病房拥抱和拍抚婴儿。洛蕾塔毫不犹豫地报名了。当洛蕾塔第一次抱起其中一个新生儿时，她感受到一股母爱和温暖的热流。接下来，她每周都去做志愿工作。洛蕾塔形容这段经历给她带来了一种完整的感觉，她此前没有意识到她的生活中正是缺少了这种感觉。她知道她正在改变这些小婴儿的命运，她也在通过滋养她的一部分灵魂来填补她的复原力源泉。

帮助他人的方法有无数种。你可以像洛蕾塔一样在当地的医院或慈善团体做志愿者。除了正式的志愿者工作，你每天都可以通过一些随心的善举来表现利他主义。这些都是帮助或鼓舞他人的无私行为，这么做不需要什么理由，就是为了让别人开心。我们知道，我们的大脑在不断地从我们的经验中学习和改变，我们所关注的东西会在头脑中留下更牢固的印象，所以你每一次善良的举动都会让你更轻易地做出下一次善举。而接收到你善意的人很可能会把这份善意传递下去：我们对他人吝啬，往往是因为内心的匮乏感，而当别人对我们慷慨的时候，这种匮乏感会减弱甚或消失。善良真的具有传染性。

复原力练习

善意的举动

有些人的日程安排允许他们报名参加定期的志愿工作，他们通过正式的渠道帮助别人。另一种方式是随心的善举。这些短暂、简单的举动无须付出太多努力：帮陌生人付停车费，在当地的公园里捡垃圾，献血，给同事留封感谢信，或者帮助年迈的邻居。帮助别人会改善你的人际关系和积极性，为你的复原力源泉注入活水。

本周，至少为他人做三件好事。你可以提前计划做些什么，或者只是做好准备等待机会。你行善举的对象不需要是同一个人，受益者可以是陌生人或是你认识的人。你不用秘密行动，但受益者无须知道你在做好事——是不是你的功劳并不重要。尽可能做不同的、新颖的好事。

做完每一件好事之后，把它们记录在日记里。记下当你完成这件善事之后的感受。观察自己产生的情绪和任何身体上的感觉。记录你在做好事之前和之后的心情。有什么变化吗？

关键收获

- 人类注定要联系在一起。
- 在导致心脏病和中风的危险因素中，孤独和不运动的危害性一样大。
- 浪漫的情感关系并不是满足我们联系需求的唯一途径。友谊和与他人产生联系的微小瞬间同样重要。
- 我们的社会联系提升了我们的复原力，因为它们帮助我们建立信任感，为我们提供榜样，并给我们带来安慰和鼓励。
- 为他人服务既有利于给予者，也有利于接受者。
- 随心的善举是慷慨的小瞬间，它建立了我们的复原力，并鼓励接受者传递善心。

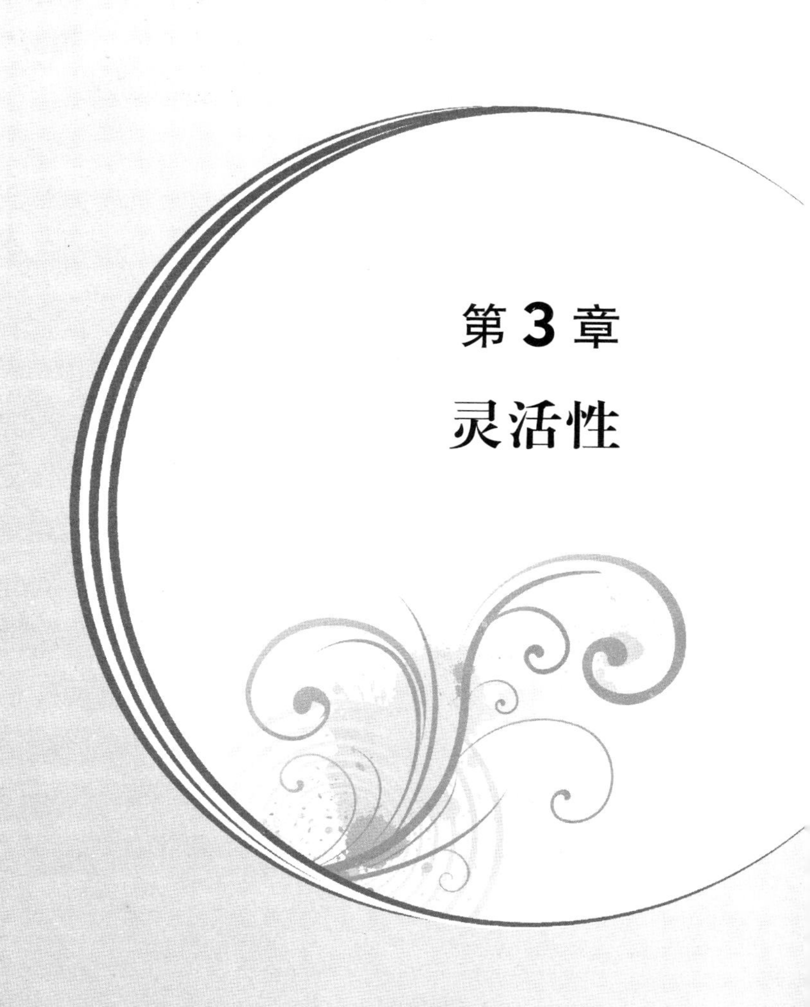

第3章 灵活性

正如我们在第 1 章中提到的，复原力通常与灵活性这个概念联系在一起：弯曲而不断裂，拉伸而不变形。体力和灵活性肯定可以很好地相互补充：看看那些运动员或瑜伽练习者是如何训练他们的身体，使之既强壮又灵活的。但由复原力带来的灵活性不仅仅是一种忍受苦难和恢复正常的能力。当我们具有很强的复原力时，我们也就有了认知和情感的灵活性。我们具备适应能力，可以用全新的眼光来看待事物，更好地评估我们身处的环境。开发这种灵活性的一个关键工具是正念，我们将在本章中详细地研究正念练习。

培养灵活性

我们很容易用一种固定的眼光去看待事物——我们的生活、我们自己和发生在我们身上的事。虽然大部分时候，我们无法改变身处的环境，但我们总是可以改变看待它们的方式。两个经历了同一事件的人可以从完全不同的角度来评价这件事。其中一个人可能会问："为什么这种事情总是发生在我身上?"而另一个人可能会看到好运、厄运总是相伴，并认为这是一个做出积极改变的机会。

我们可能都忘了一点，那就是我们对接下来会发生什么的预期往往是完全错误的。一种看起来很可怕的情况可能就是事情本来的样子。假设你深爱的人主动结束了你们的关系，你感到天崩地裂。你觉得你不会再爱了。然而，过了一段时间，你开始在网上约会，你回复了某个人的征友启事，而这个人放在以前完全入不了你的眼。后来，这个人成为你的一生所爱。如果你把自己锁在自我假设的困境中，认为自己再也没有希望找到爱情，那么你就永远没办法发现更好的人在等你。

下面这个例子可以说明，灵活的思维方式能够产生很大的影响。

> 在感恩节前的星期五，汤姆被告知他的工作岗位被裁掉了。他悲痛欲绝。在那个周末，除了担心钱，他一直在想：为什么这样的事会发生在我身上？我真是太失败了。每个人都知道，我总是把一切都搞砸。而且还是在感恩节前……我是这个世界上最倒霉的人。因为陷在忧虑和沉思中，汤姆那个星期都睡得不好，对妻子和孩子都很暴躁。当亲友从外地赶来欢度感恩节时，他心不在焉，完全沉浸在自己的消极情绪中，几乎没有和他们说过话。他期待了好几个星期的感恩节就是这样度过的，没有一丝的快乐和温馨。

我们可以用汤姆的经历来说明我们应该如何应对生活中的困难。这个故事恰好说明了一个概念——第一支和第二支苦难之箭。

第一支箭是事件本身。我们无法控制这支箭。在上面的故事中，这支箭是汤姆丢掉了工作，这是谁都不想经历的事情。当然，随之而来的恐惧、担心和焦虑是非常自然的情绪。生活中随时会有不顺心的事情发生，比如失业、疾病和意外事故等，它们带来的痛苦不可避免。

射向我们的**第二支箭**则是我们如何看待这个故事中已经发生的事情。我们可能陷在自责、运气不好和感到不公平的情绪里无法自拔。第二支箭射来的过程，是我们首先在大脑中了解基本事实，然后进一步得出结论、做出推断。这支箭通常会串起我们的过去和未来，通往我们的恐惧、愤怒、不安、担心、焦虑，甚至抑郁。

这种反应通常是基于我们早期生活经历中建立的思维模式，这就是那些我们一遍遍走过的神经通路。在汤姆的例子中，第二支箭频繁地以一种严厉的自我批判的声音出现。对汤姆来说，失去工作已经够糟糕了，但是这第二支来势迅疾的自我批判之箭简直是雪上加霜，他本来可以利用好感恩节假期在家人亲友的陪伴下修复伤痛，却任由第二支箭把他的心思带走。

充分理解这个概念可以帮助我们有力地建立灵活性，从而促进复原力的形成。现在来想一想你目前面临的所有困难。需要想的是主要问题——让你受挫的事件：一段重要的人际关系中出现的问题、身体健康问题、一项你正在努力完成的重要工作任务。那是第一支箭，我们可认为是事实本身。

第二支箭则是你的大脑处理这些事实后的想法。对于紧张的人际关系，你的想法可能会跳出事实本身，而想到：**这个人这样对我太不公平了**，或者**为什么这种事情总是发生在我身上**？对于健康问题，你可能会产生一系列的担心，你的病会让你无法正常工作或照顾孩子。对于工作任务，你焦虑的问题可能是担心别人看不到你在工作中的价值，或者是完成这项工作后到底能不能如你设想的那样得到加薪。

能看到第二支箭，我们就可以见到大脑是如何基于正确或错误的假设而产生担忧和焦虑。让我们来想想关于这些问题的其他解释。如果情感关系之所以紧张可能只是人际关系中都会碰到的正常问题，跟是否公平没有关系，会怎么样呢？如果你以为很严重的健康问题后来看来也没那么严重，不影响你发挥各方面的能力，会怎么样呢？进一步说，关于工作，你不知道人们会如何看待你的工作，也不知道你的老板是否会重视这个项目。毕竟，我们永远无法知道未来到底会发生什么。那问题的重点就是我们急于得出结论——而这些结论给我们带来困扰。

你看到第二支箭给你的大脑带来的困扰了吗？你能否看到你的大脑是如何在事实本身难度的基础上不断加戏，从而把你引向更痛苦的道路？你如何重新考虑或解读你对未来的假设？一方面，你的担忧可能是对的；但另一方面，这种种的担忧可能并不会如你所想的成真。对于工作，你可以寻求帮助，或者想到此前类似工作的成功经验从而建立自信心。让你难过的人或许并非有心伤害你，或者他只是那天心情不好。避开这第二支箭可以帮助你和自己的大脑好好合作，减少很多不必要的压力。

有句话是这样说的："我一生中经历过一些可怕的事情，其中大多数都没有发生过。"在汤姆的例子中，我们不是去责备他身中第二支箭（我们都可能这么做）。但请回忆我们对复原力的定义，它是要避免**不必要的**精神、情感和身体上的痛苦。第二支箭对我们的影响大都是不必要的，它是我们对待事情的坏情绪的产物。但我们如何才能获得灵活性，成功避开第二支箭，以一种更积极、更灵活的方式来应对困难呢？

正念的力量

学习如何建立复原力的最重要的工具之一：**正念**练习。这种越来越流行的方法通常与冥想联系在一起。用最简单的方法来解释，正念就是让一个人的注意力集中在当下。如果我们能做到这一点，就可以在大脑的叙事和我们的现实经历之间作出区分。我们能够看到，我们对自己讲述的关于内疚、羞耻或责备的故事实际上是虚构的。带着正念，我们不再沉湎于过去或描绘未来。我们回到当下——就是现在，现在正在发生的事情通常并不像我们头脑里设想的那般糟糕。

我们可以通过多种方式发展正念，但冥想是最有效的方式。当我们静静地坐着，关注自己的想法时，我们会了解到关于我们的大脑正打算干什么的许多内容。实际上，我们的大脑会产生很多很多的想法，每天多达 7 万个。在冥想过程中关注这些想法，可以揭示以下几个问题。第一，它告诉我们：我们的想法具有重复性；我们的大脑很擅长一遍又一遍地覆盖同样的内容。第二，我们可以观察到，我们的许多想法都是消极的判断：**我不喜欢。我太胖了。今天肯定会很恐怖。**几乎像我们的大脑里有一个人在说话，他不断对我们自己、我们身处的环境和我们周围每个人发表评论。这些想法的起伏可以把我们拉向不同的方向，每个方向都使我们远离就在我们眼前的真相。

然而，通过正念技巧，我们也可以意识到，我们的想法是转瞬即逝的，几乎就像天空中的云。它们出现、经过，然后消失，有些可能轻盈而蓬松，有些则在酝酿暴雨。问题在于，我们常常被我们的想法牢牢拴住。我们不是在为自己生活，不是在经历事件本身，而是任由大脑来告诉我们在经历什么。如果我们把注意力放在事实真相上，我们就会意识到，在我们脑海中说话的那个人经常有多么不靠谱。但不要相信我的话。你要自己试试看，是不是这样。

复原力练习

开放天空冥想

这里介绍一种简单的正念冥想形式，你可以定期练习，提高对自己想法的意识。当你学会摆脱消极想法，让坏情绪快点过去时，你的复原力就会增强。

1. 找一个安静的地方，选一种舒服的姿势坐下来，闭上眼。把注意力放在呼吸上，不要试图控制它，只是与它相连。注意呼吸时胸部的起伏、鼻腔中气流的输入与输出。看看你是否能把注意力集中在这个动作上，关注它的感觉。尝试完整地跟随一个呼吸的过程，完全专注于你身体的感觉。

2. 现在想象你的头脑就像天空广阔无边。今天阳光明媚，你的天空宽广而明亮。当一个想法或一种情感进入你的头脑时，把它记下来，想象它是你蓝天中的一朵轻轻飘过的云。你看到它出现、移动，最后消失。这个念头轻易而自然地经过你的脑海。就像天空一样，你的头脑不会因为停留在其中的一朵云而被打扰。它仍然保持开放、平静和广阔。

3. 继续观察你的想法，把它们当作空中的云。天上有云是最自然不过的事情，你的想法和你的关系也是如此。你的想法，无论具体内容是什么，它们出现在脑海中这个现象都非常自然。不要试图强迫或控制这些想法，让它们轻轻地掠过；别去评判它们，只是单纯地观察。

4. 当你注意到某个想法正在占据你的注意力时，试着把注意力重新转移到呼吸上。在某些时候，做到这一点比较容易。有些想法可能像暴风云，但没有关系。你只需要注意某个执拗的或令人不安的想法，看看你是否能放过它，不被它裹挟。每一次你关注一个想法，那就是一个正念的时刻。看看你能否为自己做到了注意力集中而对自己表示赞许。这就是冥想的全部意义。

继续做冥想练习，至少 10 分钟，然后轻轻睁开眼睛。尝试每周做几次这项练习，然后把频率提高到每天做。如果你做不到每天 10 分钟，哪怕几分钟的冥想也会很有帮助。

永远都在变化之中

自然的基本法则是：没有什么是永恒不变的，唯一不变的就是变化本身。我们每天都在体验这个真理。无论是天气、我们的身体或思想的变化，对这种无可避免的变化我们都相当熟悉。然而，我们在生活中面临的许多困难和挑战，很多就是因为我们无法接受什么都会变化这一基本现实。我们总是认为事物应该按照固有的方向发展，或者如果我们足够努力，就可以阻止变化的发生。或者，我们在脑海中预设好固定的、不变的计划，当事物朝着一个意想不到的方向发展时，我们就会心烦意乱。

拥有复原力意味着我们接受变化这个基本事实，由此做好顺应、适应它的准备，从而避免不必要的纠结和痛苦。遗憾的是，我们现在的文化在很多方面都在提倡一种观念，说我们可以避免变化和痛苦：我们可以避免所有的疾病，或者如果我们购买适合的美容产品，就可以避免年龄带给身体的变化。但是，当我们停下来仔细思考这个问题时，会看到没有人可以阻挡变化。我们每个人都要经历这些。

从不同的角度来看问题，可以让我们在变化之中找到复原力。佛教思想为我们提供了一种观点，这对发展复原力非常重要。佛教中的**三法印**（three marks of existence）描述了现实生活中无可避免的三种本质现象。

第一法印是：坏事会发生，苦难会出现。这是一个基本的、不可避免的事实。没有谁的一生能不经历苦难。有些人不幸要经历巨大的苦难，而有些人只是遇到一些小问题。我们大多数人都在两极之间。但是，没有人能逃脱这第一法印。然而，我们经常发现事情走向越来越糟，或者总拿自己跟别人比，觉得自己不如人，别人都是人生赢家。接受第一法印可以让我们摆脱这种不必要的痛苦，赋予我们更多的灵活性，好与生活砸向我们的拳头近身肉搏。

第二法印是：一切都在变化。没有什么是永恒的。我们的身体、人际关系和环境总是在变化。我们的想法和情感也在变化。但我们能优雅而轻松地接受这个真相吗？大部分人不行！不仅不行，我们还挑三拣四。对于我们喜欢的事物，我们希望它们按照我们的设想保持不变；对于不喜欢的事物，则希望它们尽快变成我们希望的样子。但如果我们试图紧紧抓住转瞬即逝的好事，却毫无意义地抱怨一直存在的坏事，只会徒增不必要的痛苦。

第三法印可能听起来有点奇怪：诸法无我。如果你愿意，我希望你可以进一步去探索这一点，去了解这句话更深层的含义。现在，我要像其他西方作家一样，对这个说法进行简要的介绍。第三法印与我们的自我大小程度有关。换句话说，我们的大脑倾向于把我们置于中心位置。我们通常认为，别人的言语和行为都跟我们有关。第三法印帮助我们看到，事实并非如此。

我用亲身经历来说明这一点。在前面章节中，我提到我从小在一个使用暴力的家庭长大。暴力的形式包括多次伤害我的身体，让我产生深深的羞耻感。作为孩子，我的理解是：爸爸打我，是因为我做了错事，我应该受到责备。经过多年的疗愈和复原力的养成，现在的我知道，我完全没有理由产生任何的羞愧感。我不是问题的原因；当年的我只是一个无辜而脆弱的孩子，不幸成为一个内心伤痕累累的人的发泄对象。

我分享这段经历，是因为它恰好说明：当我们的大脑相信我们是别人行为的原因时，会产生深远的负面影响。让我们来看下面这个关于第三法印的不那么极端的例子。

想象一下，一个同事给你发一条信息，询问你们正在共同为之推进的项目的进展情况。你和这个同事有一些过节，所以当你收到这条信息时，你的解读是：他是在指责你拖了团队的后腿。你感觉到被攻击，你的战斗/逃跑/僵硬本能被触发。来不及理性思考，你已经被焦虑、恐惧和愤怒压倒。你带着敌对情绪回复了信息，这下火上浇油。然后，你们俩气呼呼地发信息、回信息，越发导致项目进展不顺，双方恶意升级。

要是你的同事只是单纯地问问进度，完全没有指责你的意思呢？要是他发的那条信息不是针对你，更多的是出于自己的恐惧和不安，担心无法按时完成项目呢？想想你感到受伤、不被尊重、不被看见的时刻，都是因为你太把自己当回事了。要是你在情绪上头的时候及时冷静下来，想到这些事情可能跟你并没有太大干系，那情况会很不一样吧？

花点时间来反思一下这三个法印，你也许就能开始看到你遭受的痛苦往往都是因为你的大脑忽视了这三种本质现象。当然，我们都存在这个问题。我们的大脑特别擅长编故事。但是，我们自己给自己编的故事通常有扭曲现实的毛病。以下内容帮助我们提醒自己记住这三个法印，从而培养复原力。

坏事时有发生，痛苦随之出现。如果我认为困难的事情不应该发生，我就要记住：痛苦是每个人生活的一部分，而并非偏离了既定的计划。

一切都会变化。如果我现在身处困境，我可以提醒自己：情况不会一直糟下去。

我不是问题所在。当我十几岁的孩子告诉我，我是地球上最糟糕的父母，因为没有给他买最新的电脑游戏时，我不应该把这样的话当真。这只是青少年与父母相处的问题。

复原力练习

仁爱冥想

通过观察自己的想法，并探索用全新的观点来看待痛苦和折磨，你正在培养复原力。在这个过程中，你可能很容易对自己做出严厉的评判。**是什么让我认为我可以免受痛苦？是我做错了什么才导致我认为自己负有责任？是我的错，还是这根本不是我的错？**人都会以一种评判的方式看待自己和他人，这再正常不过。在下面这个练习中，你可以用同情心来代替严厉评判，放过自己，也放过他人。

1. 找一种舒服的坐姿坐下，轻轻闭上眼睛。做三次缓慢的深呼吸，每次呼气时都放松身体的紧张部位。注意力指向内心，允许自己放下一天的忙碌和烦恼。

2. 在脑海中想一个你觉得亲近的人或宠物。想象他们就在你面前。想到他们充满爱意地望着你并露出微笑。接受他们爱的眼神和微笑。在脑海中默念下面的句子（你可以先照着读，直到你把它们真正记住）：

愿你快乐。

愿你身心健康。

愿你远离来自内部或外部的危险。

愿你轻松地活着。

3. 现在随便想一个你认识的人，你对他/她没有什么特殊情感，持中立态度。你和这个人一样，都希望拥有复原力和幸福的生活。在脑海中默念下面的句子：

正如我所希望的那样，

愿你快乐。

愿你身心健康。

愿你远离来自内部或外部的危险。

愿你轻松地活着。

4. 接下来要想的是一个你跟他/她相处有些问题的人。可以是你的同事、邻居、家人、朋友或其他任何人。即使你并不想这么做，也还是请你在脑海中默念下面的句子：

正如我所希望的那样，

愿你快乐。

愿你身心健康。

愿你远离来自内部或外部的危险。

愿你轻松地活着。

5. 现在想象把这些温暖的祝福送给自己：

愿我快乐。

愿我身心健康。

愿我远离来自内部或外部的危险。

愿我轻松地活着。

你甚至可以想象把这些温暖的祝福送给你附近的人，

送给这个地球上的每一个人。

6. 再做三次深呼吸。当你准备好了，便睁开眼睛。完成冥想之后，花些时间来检视自己，关注头脑和心灵的状态。可能现在这种程度的同情心看上去似乎太肤浅，但随着时间的推移，这种冥想练习可以帮助我们为自己和他人培养出更大的善意。

另一种观点

正如我们在本章开头所指出的，复原力的灵活性就是从新角度来看待事物的一种开放状态。接受**变化才是唯一不变的**这一观点，可以在很多方面为我们提供帮助。第一，它可以将不必要的担心、烦恼、沮丧、愤怒和指责等情绪控制在最低程度。这可不是一件小事！当我们看清了生活的真相，就能更灵活地处理问题和决策。把生活中的问题想象成大海的波浪：如果我们试图与海浪搏斗——或者忽视它们——我们很可能会被海浪掀翻沉底。但如果我们学会乘风破浪，我们就可以更灵活地行动。接受事物处在永恒变动中，会让我们感到脆弱，但也会给我们带来一种安全感。毕竟，如果我们把信仰建立在完全不真实的事情上，我们会一次次失望。

第二，当我们接受现实是变动的时，我们就会从一个固定的观点转向教育研究人员卡罗尔·德韦克（Carol Dweck）博士所说的成长心态。当我们的心态是固定的时，我们相信我们的能力是天生的——有些人在某些事情上就是比别人厉害。天生的能力当然有大有小，但是那种固定的信念会阻止我们尽力拼搏，限制我们的可能性。接受变动的现实，其实是在宣扬一种更灵活、更宽泛的观点，意味着存在很多可能性，包括我们相信自己可以提升才干、学习新技能。我们从无助转向希望和乐观。

第三，对建立复原力很重要的视角转变是，我们不把时间花费在关注我们做得不好的方面，而是多多关注我们获得的积极成就。我们经常相信应把生活中出现问题的责任归结到自己身上。从错误中学习经验教训固然很重要，但如果我们不小心，就会对错误过分关注，以至于无法看到自己的优势和成就。为了获得复原力，我们必须把内心的批评者变成一个内心的盟友，从自我苛责变成自我关爱。（我们将在第7章中讨论如何做到这一点。）当我们把注意力从错误转向优点时，我们就会意识到，在面对每一个挑战的时候，我们实际上都在调用自己的能力渡过难关。了解了自己的优势，我们就能够再次运用它们来克服当前和未来的困难。

我们来看下面这个故事，主人公因为改变观点而改变了应对危机的态度。甚至我们在面对紧急情况时的第一反应通常都是恐惧或担忧——这完全可以理解——但是之后转换了观点，事情的发展就会有不一样的结果。

> 罗伯托在生活中经常感到担忧和焦虑。他是一个单身父亲，家里有两个充满挑战性的青春期小孩。最近，他新找了一份工作，本以为压力不大，没想到不断有意外的工作任务压到他头上。周四晚上，他突然接到电话：一场大火把他年迈的母亲的房子烧毁了。我们完全可以理解他的震惊和恐惧。当罗伯托带着孩子赶到火灾现场时，他看到劫后余生的母亲看上去至少老了10岁。
>
> 但在罗伯托把母亲带回自己家，把母亲安顿下来后，母亲感恩没有人受伤。他们一起拥抱大笑，笑刚刚在火灾现场看到母亲的样子有多伤心。尽管母亲很在意自己的独立空间，但是她和罗伯托都认为目前最好的解决办法是和儿子、孙子们待在一起。正是面对危机还能一起笑出来的能力、愿意依靠家庭的能力和灵活的态度帮助他们渡过难关。借着这个机会，罗伯托多了和母亲相处的时光。看到孩子们和奶奶在一起，母亲也帮他分担了一些家务活，罗伯托的焦虑得以缓解，这最终帮他很好地应对新工作的挑战。

罗伯托的故事告诉我们，转变视角，把不幸灾难视为只是需要我们适应的变化，这样做可以帮助我们从打击中尽快恢复，让我们能睁大双眼看到其他新的可能性。

灵活性的另一个好处是让我们意识到，在这条艰难道路上前行的并不只有我们自己。我们通常觉得别人都过得好好的，我们碰上的麻烦别人一概没有，生活直接甩给我们一手烂牌。但第一法印提醒我们，每个人都会碰上麻烦事。罗伯托的故事向我们展示了一场意外的不幸有时也保有一线希望——在这个故事里是向需要帮助的人伸出援手——花时间和那些对我们重要的人在一起可以减轻我们自己的重负。当我们接受生活本来的样子，原谅自己和他人，学会放手，对新的方式、方法保持敞开心态时，我们的复原力就会增强。

我们需要巨大的勇气来深入审视我们的生活，并意识到我们完全有能力重塑我们的观点。其实，我们每个人在内心深处都潜藏着莫大的勇气，它总是在那里等待我们攫取。

复原力练习

灵活工具箱

我们经常纠结于认为自己能让事情有不一样的结果或做得更好。我们经常责备自己，却忽视了我们这种固有的方式。在这个练习中，你会迫使自己去审视你做得好的地方，创造更多的灵活性，让你重新审视你在过去逆境中的行为。

1. 找一个安静、舒适的地方，在那里你不会被打扰。这是一项写作练习，所以请带上你的日记本或其他写作材料。

2. 回想一个你过去经历过的重大困难。可以是一种疾病、失去一段重要的情感关系或工作、一场事故、家庭照顾责任，或者其他任何能想到的事情。当你想到过去的情境时，思考以下问题，并把答案写在日记中。

- 你调用了哪些资源来克服这个困难？
- 你向哪些人寻求了帮助和支持？
- 你运用了下列哪些能力？

热爱学习

耐心

决心

解决问题的能力

创造力

幽默感

领导力

与他人的联系

同理心

勇气

其他

回顾这段经历，请回答以下问题：

你要感谢什么？

你要原谅自己什么？

你得到的最大的教训是什么？

3. 根据你列出的优势，描写一段你的经历，但是要从一个不同的角度来写。描述你的优势是如何影响结果，让你最终克服困难的，或者让你比不利用它们更快地渡过了难关。

现在，想想你写下的用于克服困难的优势。你如何将这些优势应用于当前遇到的挑战？

通过从一个全新的角度重新讲述你所遇到的困难，你能看到自己已经拥有的力量和才智，这样可以很好地补充你的复原力。这么做也可以让你更加清晰地认识到你到底经历了什么，给你更多的自信心和稳定性，也给你未来处理其他问题以足够的底气。

关键收获

■ 痛苦和不幸以两支箭的形式出现。虽然我们无法控制向我们射来的第一支箭，但我们可以在相当程度上控制第二支箭。

■ 正念让我们看到我们的想法转瞬即逝，我们的大脑在讲述我们经历的故事时并不总按事实说话。

■ 通过冥想，我们可以在没有价值判断的情况下观察自己的思想，尝试与它们分离，这样我们就不会被它们裹挟。

■ 佛教关于生活本质的三法印提醒我们，痛苦是生活的一部分，没有什么东西是永恒不变的，生活并不总是在针对我们。

■ 我们的很多苦恼源自太把自己当回事，而事情往往跟我们没太大干系。

■ 我们通过增强思考的灵活性来培养复原力。灵活性能让我们转换视角，改变立场和观点。

■ 我们常常觉得自己经历的问题别人都不会碰到，但实际上每个人都在经历各自的困难与挑战。

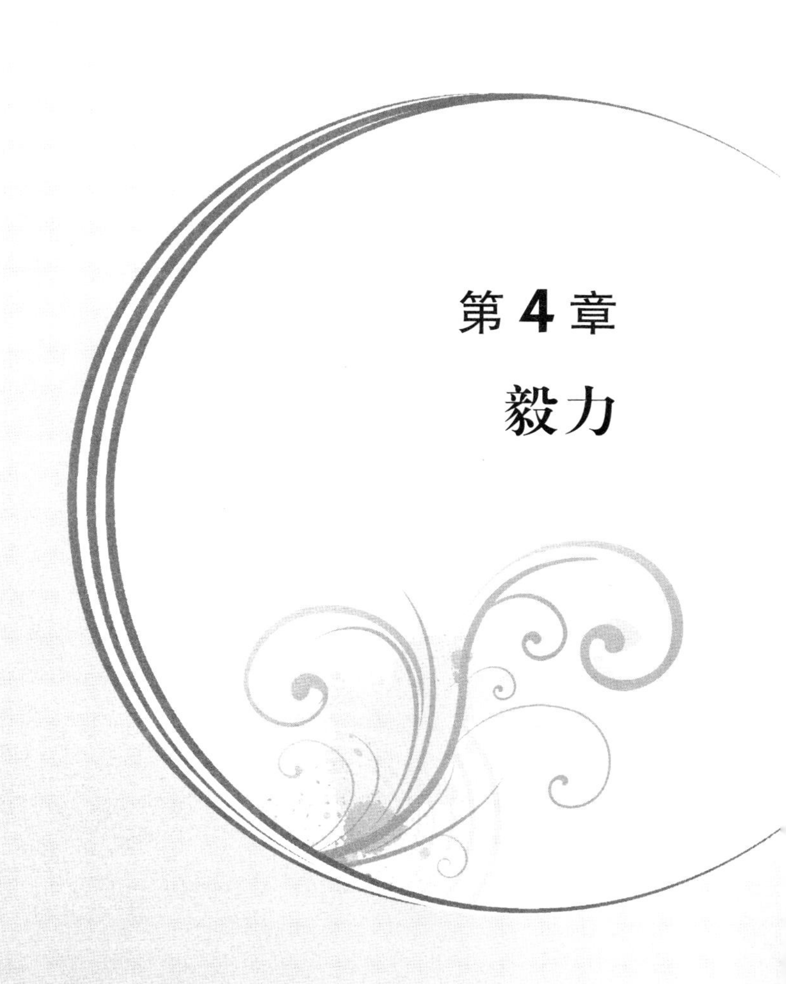

第4章 毅力

有时候，我们在生活中面临的挑战更像是马拉松而不是短跑。如果我们拥有复原力，我们就能够持续努力解决问题，而不是试图一下子解决所有问题。复原力赋予我们继续前进的耐心，即便遇到各种阻碍也能坚持下去，并从中获得更大的复原力。与我们的目的感相联系，制定务实的计划，一步一个脚印，这些都是获得毅力的重要策略。包容并接纳我们自己也是关键要素。

培养毅力

毅力可以被认为是行动上的信念。换句话说，我们之所以能够坚持下去，是因为对自己有足够的信心，并相信我们的智慧可以帮助我们顺利渡过当下的难关。在某些方面，毅力是我们与生俱来的基本技能。但同时，它也是一种我们可以培育从而增强自身复原力的能力。

我们往往惊叹于天赋和智慧，认为它们才是一个人成功的原因所在。斯坦福大学研究员安吉拉·达克沃斯（Angela Duckworth）博士则提出**决心**（grit）这个概念。她将决心定义为“有激情和毅力来实现长期和有意义的目标，对自己怀有极大热情的事物有明确的方向且持之以恒”。天赋很重要，但努力更重要。

无论我们拥有什么样的才能，如果我们不去有意识地加以运用，才能就会被浪费。长期目标的达成，实际上靠的是毅力，再加上热情、勇气和耐力。在各种研究中，达克沃斯和其他研究人员已经证明，与天赋相比，坚持努力才更有可能让你实现长期目标。因此，达克沃斯告诉我们的重点是："天赋只有一次，努力可以有两次。"

决心和毅力，如果不是一对同卵双胞胎，至少也是表兄妹，它们都与"代理人"有关。我所说的"代理人"是指我们有一种感觉，认为我们**有能力**做些什么进而影响到事情的结局，我们并非无能为力。"代理人"鼓励我们在面对挑战时继续前行。毕竟，只有当我们相信自己有能力完成某件事情的时候，我们才会尝试去做。决心也与正念和成长心态有关，我在第 3 章中提到了这两个概念。如果我们的心态是认为自己有能力，如果我们用正念来提醒自己一切都会变化，障碍不可能一直存在，就可以把过去的挫折抛诸脑后。换句话说，你所做的提高灵活性的工作也会提升你的毅力。

几乎每一个成功的名人都抵制过放弃的诱惑，无一例外。西奥多·苏斯·盖塞尔（Theodor Seuss Geisel）在出版第一本书之前被拒绝了 27 次（你可能更熟悉他的笔名"苏斯博士"）。托马斯·爱迪生（Thomas Edison）在成功制造灯泡之前失败了 2 000 次。从奥普拉（Oprah）到杰里·辛菲尔德（Jerry Seinfeld）再到 J. K. 罗琳（J. K. Rowling），有太多名人在成名之前遭遇重大挫折的故事了。这种毅力从何而来？无论面对多么困难的局面，我们应该如何开发继续前进的动力？

一些重要的理论给我们提供了指导。首先，让我们来看看心理学研究者所说的**自我决定理论**（self-determination theory）。这一理论认为，当我们出于自己的自由意志采取行动，当我们与他人产生联系并感觉得到支持，以及当我们对自己的能力满怀信心时，动机就会产生。有了这些因素，当我们发现活动本身的价值，且这种价值与我们的目的感一致时，我们最有动力。当以上的条件都满足的时候，我们做一些事情，是因为我们想做，而不是因为我们被迫去做，这种状态被称为**内在动机**（intrinsic motivation）。研究人员爱德华·迪西（Edward Deci）博士和理查德·瑞安（Richard Ryan）博士通过一系列研究给出了令人信服的证据，证明如果一个人在做事情的时候具有内在动机，就会拥有更多的自信和毅力，而且表现得更好，更富有创造力。相反，如果是来自外部的奖励，例如面对金钱、奖品或荣誉等激励物，我们的动机就会很弱。

当你考虑通过自己的努力来实现目标时，也许你会真正认同内在动机的重要性。假设你正努力减掉去年增加的20磅体重。你的医生要求你每月都来称重一次，告诉你如果不减肥就会导致种种恶果。你感到羞愧，然后回家吃了一夸脱冰淇淋。这就是外在动机的影响。如果是内在动机呢？你可能会把注意力放在如果减肥成功，你自己的感觉会多么良好、你会多么精力十足、穿衣服会感觉多么舒服上。正因为你在意自己的感觉、精力，想穿衣服好看，所以你想要减肥。你满怀希望和可能性，于是你开始去健身房。

理查德·博亚齐斯（Richard Boyatzis）博士提出的**意图变化理论**（intentional change theory，ICT），是理解动机的第二种方法。它表明，如果我们想要实现可持续的变革并达成我们的目标，拥有一个我们将去向何方的愿景，能有力地激励我们开拓出一条前进的道路。与自我决定理论一样，ICT也重视与他人建立值得信任的关系从而加强联系感。要想坚持下去，我们需要依靠他人，也需要依靠自己的力量，需要利用我们的才智和内在的智慧。

虽然来自外部的认可很有帮助，但是大多数时候我们无法获得。但我们总是可以与我们理想自我的愿景相联系，从中找到确证和滋养，激励我们做到最好。下面这个练习通过内在的指导，将帮助你接近你希望成为的那个人，还会帮助你去到你想去的地方。

复原力练习

遇见未来的你

智慧一直驻扎在我们内心深处，但我们并不总能很好地获取它。我们的内在智慧会被生活的忙碌、社会期望和自我批评所掩藏。与智慧联系起来的一种方式是去接近未来的你——你希望有一天能成为的最好的、理想的自我。当你感到动机不足，需要提升毅力来达到你的目标时，可以尝试这项练习。

1. 找一个安静、舒适的地方坐好。在身旁准备好日记本，练习结束时会用到它。闭上眼睛，想象你在户外漫步，此时阳光明媚。你惬意地走在一条小路上。

2. 想象你现在所走的路会让你迎面遇上未来的自己——那个你想要成为的人。看到路前方的自己：他/她温暖、热情，很高兴可以见到你。

3. 注意观察未来的你的面部表情和肢体语言。他/她是何种站姿？穿着什么衣服？仔细看他/她的眼睛，把你看到的全部记下来。

4. 离开这条小路，来到一个舒适的地方坐下来，向未来的自己提出下列问题：

对你而言，生活中最重要的东西是什么？

我需要明白什么道理才能过上完整而有意义的生活？

对于我目前所面临的挑战，你能给我提供什么指导？

5. 现在想象一下，未来的你为你准备了一份礼物，你可以将这份特别的礼物带回现在，它提醒你记住这次拜访，提醒你想要成为什么样的人。当你接受这份礼物时，询问它的特殊含义。

6. 感谢未来的自己与你分享他/她的智慧，并以恰当的方式告别。返回那条带你来的路，用你头脑中的眼睛跟随它。回到现在。当你准备好了，轻轻睁开眼睛。

7. 趁你还记得这一切，尽可能详细地写下刚才和未来的自己会面的情形。

他/她是如何回答你对他/她提出的问题的？

他/她送给你的礼物是什么？这份礼物的含义是什么？

你很可能会找到一个深厚的力量源泉，里面有营养丰富和令人安心的知识。当你面临挑战不知何去何从时，与这个源泉相连会为你带来帮助。

继续利用这个内在智慧的源泉，定期与未来的自己会面。你可以改变场景，邀请他/她在你早上上班或者喝咖啡的时候碰面。跟他/她讨论你的想法。看看你是否能定期花时间和未来的自己相处，与这个强大的内在盟友建立关系。接受他/她分享的智慧和经验，让这些智慧和经验引导你过好每一天、每一周。

带有目的感的目标

如果我们对自己的目标到底是什么十分明确，并有一个实现它们的具体计划，我们就更有可能为达成目标而持之以恒地去努力。明确目标有助于我们在逆境中坚持下去（正如前文提到的 ICT 理论）。虽然听上去很简单，但我们有时候不会以这种方式来应对挑战。为了获得不断的进展，我们必须花时间来明确目标。

首先，确保你眼下的目标与你更大的目标相一致是非常重要的。换句话说，你要考虑，实现这个目标对你有什么重要意义？你这样做的最深层次的原因是什么？退一步，考虑一下现阶段对你最重要的事情，这样可以帮助你看到手头的任务与既定目标是否相关。你的目标越符合你的远大目标，你就越容易克服困难和障碍，坚定地走在这条路上。这条原则甚至适用于你不想做或者很想躲掉的任务。时刻与你的目的感保持联系是取得成功的最佳动力。

> 五年来，戴德蕾一直在酝酿一部她很想写的小说。戴德蕾从小就是天主教徒，但是天主教的一些丑闻和不给女性赋权的问题令她沮丧，她设想了一个女性如何超越障碍在天主教会发出自己的声音的故事。这个主题很贴近她的心，她对自己的写作能力也充满信心。但是，写着写着，戴德蕾却发现这个写作项目困难重重。尽管她对这个主题充满热情，但她经常很难抽出时间去写作。她还发现自己文思枯竭。后来，她决定与家人分享她的目标。在家人的鼓励下，她开始认真地写作。当她分心或没有思路、一筹莫展时，家人会提醒她最初的目标是什么，以及这个目标对她的重要意义。戴德蕾最终完成了小说，并开始寻找出版商。

在戴德蕾的例子中，她的目标是明确的。她想传达一些信息，她想讲述一个故事。她的长期坚持依赖于始终与这个目标保持联系，她还寻求到了能给她帮助的力量。但并不是所有人都能确定自己的远大目标。

我的工作是给医院的医生提供辅导，我经常做的事就是帮助医生重新与他们的远大目标相联系，这样他们就可以朝着目标前进。人们可能会觉得，既然我的客户都是医生，那他们的目标肯定就是照顾好病人。遗憾的是，因为我们复杂的医疗保健体系带给医生的压力，医生们也会迷失方向。这里我推荐一种方法，可以帮助人们挖掘他们最深层的价值意义，那就是发表一个有关人生目的的声明。这些表示意图的声明就跟一个公司或机构的使命声明差不多，它们可以帮助我们保持专注，在做决定的时候考虑到什么对我们是最重要的。

例如，我辅导的一位家庭医生发表了以下声明：

“我是一名由激情驱动的、富有想象力的治疗师，不加评判地倾听患者，与他们坦诚相见，保持深层联系，确保不让任何一个人遭受不必要或孤独的痛苦。”

一位急诊室的医生的声明如下：

“我是一名聪明的、办事公道的领导者，想办法解决难题，让团队所有成员通力合作，减轻病人的痛苦，制造欢乐。”

我经过长时间的反思，终于弄明白了我的童年发生的事情，由此总结出，我的人生目标永远是尽力帮助别人找到并相信自己：

“我是一名真心实意的治疗师，帮助人们找到和相信关于他们自己的真相。”

这样的声明可以帮助我们聚焦，好让我们做出与价值观相一致的决策。你可以撰写一个你自己的声明。思考对你来说最重要的东西（下文中，我们要做更多这样的思考），并用下面这个模板起草声明：

我是【描述你自己】，我的角色是【描述你所做的事】，于是我要【描述“为什么”或你为什么要这样做】。

例如：**“我是……”**，在你深入思考你的终极目标是什么后，在这里填入你扮演的角色，并描述你打算如何扮演这个角色。

例如：聪明的领导者，极具创造性的问题解决者，可靠忠诚的保护者，有耐心、善于激励人的老师。

“我的角色是……”定义了你这个角色要做的事。什么对你来说是最重要和最有益的？你所做的所有重要事情里最根本的任务是什么？

例如：找到解决方案，从各个角度考虑问题，努力保护人们的安全，引导学生有信心理解知识。

“于是我要……”在声明结尾的部分，确认你为什么要这么做。你在工作或生活中的所作所为最终目标是什么？

例如：

……让团队所有成员通力合作，减轻病人的痛苦，制造欢乐。

……让向我寻求帮助的人减轻负担。

……让每个人的生活都远离恐惧和悲痛。

……让人们为可能的挑战和机会做好准备。

试试吧！没有错误的答案。你会发现，这个声明会在你面临挑战或走到困难的十字路口时给你强有力的指南。

计划与步骤

毅力的获得除了需要和你设定的目标保持联系外，还需要你在朝着长期目标前进时，设定现实的和特定的短期进步里程碑。我们将练习把你的目标与行动计划联系起来，在此之前，请记住下面这些关于计划的要素，它们对于你达成某个重要目标的努力非常有用。

一条时间线。想象一下你决定参加一场马拉松或铁人三项比赛。为了给这次活动做好身心准备，你需要计算出你每周的里程数，并严格按照这个计划来执行。为任何一项任务拉出一条时间线，从而确保你总是清楚下一步需要做什么。它也会帮助你找到节奏。

计划表和检查清单。你有没有注意到，当你把待办事项清单上的条目一条条划掉的时候，你会有一种满足感？这不是你的想象——神经科学研究告诉我们，完成一项任务并从清单上划掉它真的会引发**多巴胺**（dopamine）的激增，多巴胺这个大脑中的化学信使会给我们发送幸福的信号。给你的整个项目树立阶段性的里程碑，每到达一处就划掉一处，你也会让自己快乐一回。

小步骤。完成一系列小的、可行的步骤总是有助于最后实现雄心勃勃的目标。尝试定期做一些让你距离目标更近的事情，即使这件事只构成了一丁点的成就。与其盯着一个似乎无法实现的、远大的目标，不如问问自己："今天我确定能完成什么事情，可以帮助我继续朝着既定的方向前进？"以戴德蕾为例，她可能会决定每天写500字，或者每天早上花一个小时写作。

小的开始。如果你的目标是跑马拉松，但你没有多少训练经历，那在第一次训练的时候你肯定不是跑完全程。你的训练计划应该是从跑短距离开始，甚至先是步行，这样你就不会运动过量、受伤，从而导致早早放弃。一个小的开始会让这个大任务显得更好完成，也让你从一开始就获得一个小小的胜利。

现实的评估。毅力在什么情况下发挥得最好？在你的目标具有现实可操作性，且符合你个人的生活状况的情况下。这并不是说你不能定下具有挑战性的目标，越出舒适区，比如写一部小说或达到一个储蓄目标。但如果你有三个10岁以下的孩子和一份忙碌的全职工作，现在可能不是一个好时机去亲手建造你一直想要的小木屋。相反，你为什么不安排一次有趣的秋日落叶满地的周末小木屋之旅，在那里，你可以思考到底什么时候才真正适合去做这件事。我们的目标在人生的不同阶段会发生变化，这是非常正常的事情。

复原力练习

对你而言什么最重要?

想要保持足够的动力来驱动我们达成目标，需要理解为什么这些目标对我们很重要。达成一个目标不可避免地需要做出权衡——放弃一些东西，这样我们才能专注于最重要的事情。知道什么是重要的，做起权衡来才会容易，让我们能够对干扰项说“不”。这项练习将帮助你使用最重要的价值作为实现目标的起点。请在日记中写下你对问题的答案。

1. 让我们先来思考一下你的价值。想想你在处于最佳状态时表现出的品质（例如诚实、正直、成长性），回想过去你对自己的行为感到最自豪的时刻。这一时刻可能出现在工作或者家庭中——任何你真正闪耀高光的时刻。花点时间列出在这一时刻你展现的价值。

我的最重要的价值是：

2. 确定一个你想要实现的目标，一个你觉得实际可行的、可以实现的目标，它可以引导你实现你列出的价值。写下这个目标。

3. 现在请向自己提如下问题：

对我这个目标而言，什么是重要的？

我追求它的真正原因是什么？

这个目标如何与我的价值观相符？

为了实现这个目标，我需要少做些什么？

我需要对什么事情说“不”？

例如：贝丝重视她的事业。她最自豪的时刻之一是策划的一次广告活动，而且是在预算不足的情况下，最后的结果超出预期。她写下“创造性思维”“团队合作”和“直面挑战”作为她的最高价值。她想要实现的目标是辞掉现在的工作，自己创业。这对她来说很重要，因为这样她就能有更多的自由去做她喜欢的、具有创造性和挑战性的工作。

4. 现在，我们来制定一个行动计划。

你需要经过哪些小步骤来增加你实现目标的可能

性？列出这些内容。

你打算什么时候开始行动？设置一个时间线。

你今天要做哪一步？明天呢？

例如：为了实现创业的目标，贝丝需要找导师来指导她。她列出的步骤是找到她所在行业中经验丰富的人，与他们取得联系，并建立一个支持网络来帮助她开创新的事业。

5. 列出你现在的习惯或实践，它们可以和新的步骤产生联系。

例如：贝丝决定在下个月每天花一部分午餐的时间来做研究，并且每天早上给她想认识的人发一封电子邮件。

记住，无论目标有多宏大，你所做的每一个小决定和行动都将帮助你更接近成功。

接受生活的障碍

生活就像棒球投手，从不同方向给我们投来曲线球。我们可能正在推进生活中的一个重大项目，却突然来了个意想不到的曲折：上了年纪的父母需要照顾、孩子在学校表现不好令人揪心、想开展工作却人手不足、遇到一个公共卫生突发事件。我们怎么才能朝着既定的目标前进并坚持下去呢?

坚持不懈并不意味着忽视现实，恰恰相反，为了克服任何可能出现的挫折，我们首先必须接受它的存在。我们应该提醒自己，所有人都会偶尔偏离航线，这是生活的本质，了解这一点总是很有帮助。回想一下前文所说的存在的第一法印，它主要就是说生活中会出现各种状况。虽然我们也许下定决心，是时候去做一个大项目了，但生活可能有不同的安排。回顾你的生活，你可能会发现，这一路走来并非一条直线。事实上，如果我们去攀登一座美丽的山，在到达山顶之前经过一段地形复杂的路不是什么稀罕事。也许我们没有预计到要走这段路，也没有人告诉我们会有这段路，但是为了能到达我们想去的地方，这段路无论如何也要走过去。

单纯只是接受现实环境，就已经是了不起的一步。我们会花很多精力来抗拒或抱怨某件事——也许是内部的问题，比如个性特征、具有挑战性的情感；或是身体上的痛苦；或是外部的因素，比如时机不好或糟糕的环境。我们可能会焦虑，一遍又一遍地在脑海中回放事件和对话，因为发生的事情而陷入困境和不安。我们之所以无法坚持走下去，是因为在接受现实之前，我们只是在原地兜圈子。

这一原则在一种叫作接受和承诺疗法（acceptance and commitment therapy，ACT）的治疗形式中得到了强调，它肯定了我们最有活力的生活，让我们接受现实本身，并与生活带给我们的一切和谐相处。懂得接受，就会理解人生充满了选择。

坚持不懈就是要直面问题，这样你就可以做出与你的价值观一致的选择，减少挣扎和痛苦。请看下面这个例子。

雅西塔是一名成功的时装设计师，然而一场车祸导致她暂停了自己的职业生涯，因为车祸造成双腿疼痛的后遗症。她去看了好几位医生，尝试了各种各样的药物，但疼痛依旧。某些日子里，她感觉腿没事，但痛起来的时候仿佛被一把老虎钳给钳住。她一直生活在恐惧中，害怕痛苦随时会发生，担心痛不欲生的每天该怎么过。她总是对自己说，只要痛苦消失了，她就可以继续自己的事业，否则“因为我的腿痛，我什么都做不了，什么快乐都无法拥有”。

在 ACT 治疗师的指导下，雅西塔意识到，自己的许多想法都在放大她的痛苦，她陷入了一种过于关注痛苦的生活中。她意识到，虽然痛苦是一个沉重的负担，但当她接受由痛苦带来的不确定时，她便可以更自由地投入到对她来说很重要的事业中去。这样做并不简单，但是接受痛苦这一事实可以帮助她在日常生活中做出必要的选择，去追求对她来说真正重要的事情。她开始明白，痛苦就是她在到达美丽的目标山巅之前必须经过的艰难地带。

雅西塔所做的不仅仅是在学习与身体的疼痛和谐相处。她也放弃了生活应该照着确定方向走下去的想法。从某种意义上说，她不再否认自己处境的现实，而是投入生活环境的真相。这样做并不意味着要放弃让疼痛减轻的希望。相反，这样做让她能够继续坚持，去管理痛苦与追求人生目标，而不是花费精力来哀叹自己的不幸。她的希望开始和可能性结盟，这帮助她在困难面前坚持下去。

考虑一下你是如何与一个让你远离目标的现实作斗争的。我们都这样做过。就我的情况而言，我花了多年时间与自己的历史抗争，告诉自己生活曾经多么不公平，想想如果不是童年的经历，我的生活该有多么美好。直到我面对这样一个事实，即我的过去不可更改，我才能真正接纳我的过去，敞开心扉拥抱我生活中许多美好的事情。

在这一章的地方，我想指导你继续坚持下去，因为你一直在追求对你来说最重要的事情。本着这种精神，我希望你能尝试下面这个复原力练习。

复原力练习

设定意图

你应该很熟悉新年决心吧。这些目标通常是非黑即白的：要么能实现，要么实现不了。如果实现不了，那感觉可不太好，对吧？有一种提升毅力的方法是设定意图，而不是下决心。意图可以帮助我们看到我们的前进道路，无论是朝着一个特定的目标（比如减肥），还是向着一个更抽象的改变（比如对自己和他人更好一些）。

意图会起作用，是因为它帮助我们引导自己的注意力。如果没有意图，我们很容易偏离目标，受到各种各样的干扰，例如上网刷剧、与同事聊天，而不是赶快完成项目。意图让我们继续前进，为我们的努力提供方向，帮助我们关注当天、当周、当月或当年对我们来说最重要的事情。意图帮助我们坚持实现我们的愿望，克服由此出现的困难。

这项练习将帮助你设定一天的意图。如果时间允许，你可以早上起来先做这件事，或者在乘公交车、地铁或开车上班的路上做。你只需要2到5分钟不被打扰的时间。（如果你愿意，可以把这项练习写在日记里，也可以只是在头脑中规划。）当你设定意图时，要相信，你对什么是最重要的以及什么目标能让你成为最好的自己心中有数。

1. 首先，请考虑以下问题：

在你人生中的这个时间点，对你来说，最重要的是什么？

真正让你快乐的东西是什么？

是什么东西在滋养你，使你觉得有价值？

2. 其次，考虑以上问题的答案，想想你今天可以做些什么，让你与这些重要的因素结盟。

你可以先选择一种与你渴望改变的态度相关的意图，例如：

更友善

对孩子或伴侣的情绪反应不要太激烈

体验到更多的感恩之情

成为他人的积极榜样

对自己有更多的同情心

你的意图也可以非常具体和实际，例如：

让你的房子更整洁

生活中多一些锻炼的时间

少吃甜食

做一些随心善举

定期冥想

3. 在这一天的结尾，回顾你设定的意图，并考虑你的行为是否符合这些意图。不要因为错过的机会而苛责自己，继续尽最大努力就好。如果你愿意，可以把反思心得记录在日记本中。

意图的奇妙之处在于，虽然目标是面向未来的，但意图可以随时实现。我们现在可以先实现一个意图，给我们一个实现目标的瞬间。意图可以为改变提供一个积极动机。意图不是用来打脸的，而是可以成为你的指路明灯。

关键收获

■ 为了坚持下去，建立和保持动机至关重要。

■ 虽然社会试图让我们相信，对于成功来说，最重要的是天赋和智力，但实际上，“天赋只有一次，努力可以有两次”。

■ 当我们在一项活动中找到价值时，我们最有动机，它与我们的目标感保持一致。我们这样做，是因为我们想要这样做，而不是被迫这样做。

■ 把大任务分解为小步骤是关键。问问自己：“今天我可以完成哪件事，让我可以前进一步?”

■ 接受我们的现实环境，可以释放我们因抗拒或指责所处环境而失去的能量。

■ 设定一个日常的意图可以帮助我们与大目标结盟。

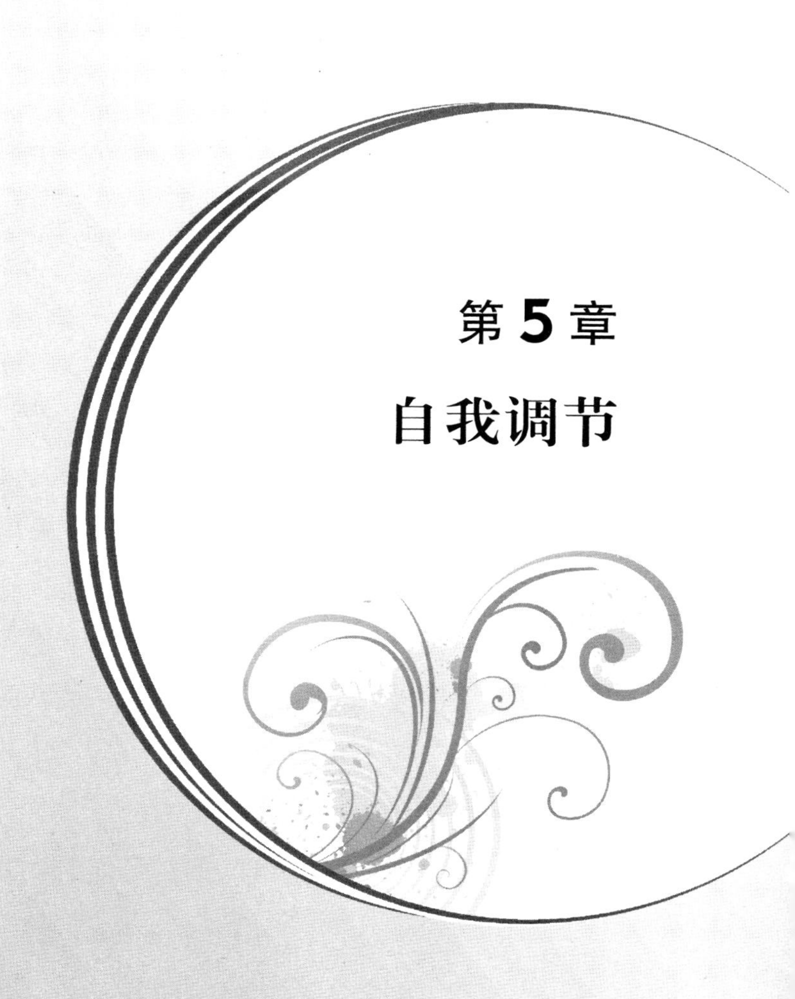

第 5 章 自我调节

生活不仅需要做平衡，而且当各种事情像海浪一样冲向我们，使得思想和情绪时有失控时，我们必须去处理。生活中各种各样的需求都在争抢我们的注意力。为了保持复原力，我们需要调整自己的节奏，学会应对生活带给我们的挑战。在这一章，我们将探索自我调节的方法，这样就可以让自己在处理困难的情绪问题时保持冷静，并把我们的精力往积极的方向引导。

培养自我调节能力

在前一章中，我们了解到，当我们按照自己的选择行动时，我们的动机最强。虽然我们无法控制生活中突然出现的麻烦，但我们**可以**选择如何应对它们。很多时候，我们忽略了一个简单的事实：无论我们面对什么，总会有一个时机可以作出选择。有一句常被引用的话可以说明这一点："从产生刺激到作出回应之间有一个空间，其中蕴藏着我们选择回应的自由和力量，我们的回应中蕴藏了成长与幸福。"

然而，我们经常因为太忙而忽略了这些选择点。我们忙着救场灭火，处理各种各样的困难，产生了很多情绪，以至于陷入混乱，感觉一切都失去了控制，仿佛我们被生活牵着鼻子走，而不是我们去掌控生活。有了复原力，我们就可以更有效地自我调节。我们可以暂停一下，摘下情绪的眼罩，看看那些选择的时刻。我们可以请代理人来帮我们决策下一步。请看下面这个例子。

杰克是一名 47 岁的外科医生，他经常在手术室里大发脾气，事后再来找我做心理辅导。他是一位备受尊敬的外科医生，但许多护士都抱怨他态度傲慢、轻视他人。有一名刚刚结束培训的护士的梦想就是在手术室工作。当她好不容易找到杰克需要的器械后，杰克冲她吼道："就你这样，怎么敢出现在我的手术室?"护士哭着跑了出去，伤心欲绝。

庆幸的是，杰克渴望变得更好。我让他调节自己的情绪温度，了解愤怒和沮丧情绪上升时的生理警示信号。这需要一些练习，但杰克开始注意到，当怒火上头时，他的呼吸会变得更浅，他的脸开始发烫，而且整个身体都变得紧绷，好像已经准备好随时开战。只要他学会识别这些信号，就能够看到自己其实拥有强大的力量来控制怒火。这样，他就能更好地控制自己的情绪，发展出像他处理棘手的手术病例那样的掌控力。

你可能会认为杰克是一个典型的粗鲁且冷漠的外科医生，但事实上，他是一个富有同情心的人，认为善良和尊重他人是非常重要的品质。他只是不知道如何调节自己。在压力之下，杰克的原始冲动有时会显露出来。除了大学的医学课程，他还接受了 11 年之久的医学训练，但学习内容几乎没有涉及自我调节。此外，他还没有意识到自己因为缺乏情绪管理而对身边人造成的影响。不过，当他将自己的行为与自己的价值感联系起来时，爆发愤怒情绪的次数少了很多。

杰克逐渐获得的感知力，实际上属于所谓的情商的第一阶段，也就是理解和调节情绪的能力。心理学家、科学记者丹·戈尔曼（Dan Goleman）博士在其同名畅销书中剖析了这个话题，讨论了情商的重要性。他解释道，培养情商不是为了让我们摆脱情绪的掌控，而是让我们全面感受情绪和经历，包括那些比较消极的情绪和经历。慢慢地，我们开始选择将自身行为与自己的价值和目标看齐。也就是说，当我们培养情商时，并不是在试图阻止情绪波动。相反，我们是在试着以更灵活的方式应对情绪。即使被情绪压垮，情商也能让我们进行自我调节。

我们所接受的教导是：情绪是需要掩藏的，或者说，一些情绪是可以接受的，另一些则不行。而我们中的许多人还没有培养出自己的情商。即使是老生常谈的“你好吗”“我很好”这种大家都参与的话语，也会让我们相信情绪在我们的日常互动中并不重要。关于情绪的社会话语非常强烈，而且往往是负面的。我们都知道“男儿有泪不轻弹”“我们家里不允许生气。回到你的房间，等你带着笑脸再出来”或者“攻克难关!”这样的话语。自然而然地，我们学会了掩盖情绪。然而，无论是在工作中还是在家庭里，无论是与亲密的人还是与陌生的人相处，如果我们能更自在地处理自己的情绪，我们很可能会发现，情绪对我们施加的控制会变得更少。

如何做到呢？这里有三项重要原则可以帮助你。

1. 知晓你的触发器。培养情商，第一步就是找到引发我们强烈情绪反应的触发器。我们的情绪可以由很多事情触发，其中最常见的触发因素包括：

- 感到不被尊重
- 感觉没有人在听我们说话
- 我们的需求没有得到重视
- 受到不公待遇或目睹他人受到不公待遇

即使在最完美的家庭中，很多人在童年时也接触过这些触发因素。那时，天真、脆弱的我们依赖父母来满足自己的需求，但父母并不总能满足我们。成年之后，许多情形会把我们带回到那些脆弱的时刻，我们会被那些过去的情绪击中。

2. 善待自己。谈到建立复原力，我们反复提到自我同情的问题。在此，我们还是得提：善待你自己。当强烈的情绪被触发时，你可能会感到痛苦，但这种情况是正常的。只要是人，就会有情绪。记住，我们控制的是自身的反应，而不是情绪本身。

3. 知晓情绪会过去。还记得第 3 章的第二法印吗？一切都是变化的，尤其是情绪，通常一两分钟就过去了。当自己有情绪时，想到这点，会增加你的安全感。尽管情绪是如此强烈，让我们怀疑自己是否能挺过去，但如果保持冷静，我们仍可以感受到情绪上身，穿过我们，最后平息。

当强烈情绪占上风时，我们需要一些方法来稳住自己。这里有一项练习，能让你控制呼吸，专注此刻，这样你就不会被情绪带着走。

复原力练习

停下步伐，放远目光

我们的情绪是如此强烈，很可能会淹没自己，影响我们的判断力，让我们很难准确地判断到底发生了什么。我们在那一刻失去了清晰的意识，不知道自己需要什么，也不知道下一步该怎么做。通过平息情绪风暴，从观察者的立场来审视局面，我们可以再次变得清醒，获得新的视角和自由来考虑我们的选择。练习这个“STOP”技巧，在你每次感觉情绪失控时使用它。

为了做这项练习，回想一下你所处的压力环境。如果压力值满分为 10 分，不要选择 10 分的情况；相反，选择一些在 3～5 分范围内的情况。想象一下你现在就处于那种压力状况下，然后遵循以下步骤：

S（stop）：停下你正在做的一切。按下暂停键，让自己安静下来，定格画面。

T（take）：做三次缓慢的深呼吸。把注意力集中在呼吸上，感受你的身体正在慢下来。

O（observe）：观察你自己和你所处的环境。想象一下，你已经离开自己的身体，从一个中立的第三方立场观察情况。作为一个观察者，对你和你正在经历的事情抱有极大的同情。从这个有利的位置，你观察到了什么？

P（praise）：尽你所能地赞美自己，不论大事小事。记住自己的优点。为自己愿意选择缓和事态而点赞。然后想想下一步该怎么做。现在，你的思路更加清晰了。

当你准备好了，回想一下这项练习。你从不同的角度观察自己的处境了吗？如果是的话，什么改变了？你有没有发现新的处理方法？

自我调节的一个重要方法，就是站在观察者的立场上看问题，它能让我们获得采取有效行动所需的平静。像其他事情一样，做到这一点是需要练习的。本周先来尝试几次这样的练习，很快你就能在任何需要的时候用上它了。

处理好自己的情绪

人之为人，情绪对我们来说非常重要。爱、悲伤、欢乐、忧郁、恐惧、惊奇、希望——它们都是莎士比亚戏剧里玩味过的情绪，但我们几乎不知道如何处理它们。我们在悲伤、忧郁、愤怒和恐惧时，会感到不舒服。我们做好心理准备，希望这些“负面”情绪能快点消失。在其他时候，我们则拥抱欢乐、爱和喜悦，紧紧抓住它们，希望永不消失。

我们在处理情绪时，通常做不到适度。要么试图将情绪一扫而空，因为害怕它们的力量；要么让情绪压倒我们，事后又为自己的行为而感到后悔。但你领教过的 STOP 技巧能让你经受住强烈的情绪风暴。当我们停下来观察自己的情绪时，我们开始意识到，它们只是人类生活图景的一部分。就像天空中的云朵，它们形成、飘走。复原力带来的自我调节能力使我们能够暂停对自身现有情绪的判断。就让情绪存在。让我们来看看三种很难控制的常见情绪，并讨论如何处理它们。

愤怒

在人类所有的情绪中，愤怒可能是名声最差的一种。在家庭中，很多人都看过愤怒扮演的可怜角色。我们也许目睹了压抑着的愤怒如何爆发，例如父母在餐桌上或在应该安睡的夜晚争吵。这些情况并没有教会我们如何管理好自己的愤怒。我们最终试图压抑心中的愤怒，但不可避免，愤怒会悄悄靠近，在我们最意料不到的时候爆发出来。下面有一些策略可以帮助你对愤怒进行自我调节。

找出影响因素。理解愤怒背后的原因，我们就会得到解脱。通常来说，一些特定的因素使我们易于作出愤怒的反应。对某些人来说，包含过多暴力元素的电影、新闻媒体和其他的图像形式会让我们感到愤怒。缺乏睡眠和对自身需求缺乏关注也是原因。如果你正在与愤怒作斗争，那么把你的大脑想象成一座种植着各种情绪种子的花园。那些愤怒和恐惧的种子，是否被你用令人沮丧的新闻报道和暴力图片浇灌着？是否因为缺乏自我照顾而难以浇灌耐心和理解的种子？如何才能浇灌善良和冷静的种子呢？

先冷静下来，再作出反应。有时，愤怒会让你感觉受到严重伤害，这种感受很快就会转化为怨恨：假如你让我痛苦，我便要报复你，让你更痛苦。可悲的是，这种循环反应只会造成更多的伤害。和平活动家一行禅师（Thich Nhat Hanh）把我们内心的愤怒比作着火的房子。他说："如果你的房子着火了，最紧急的事情是回去灭火，而不是去追纵火嫌疑犯。”换句话说，对于愤怒，最明智的反应是扑灭自己的火焰。暂停一下，专注于自身呼吸是一种有效的方法。依靠 STOP 技巧，或者简单地进行缓慢的深呼吸，并自我暗示：**吸气，我正在感受愤怒。呼气，我正在感受愤怒。**保持下去，直到愤怒情绪消失。

避免单方面的谈话。当有人伤害了我们，我们很容易陷入一种想象中的面对面交谈，通常使用激烈、直率的语言斥责对方。但这丝毫不会影响让我们沮丧的人，只会让我们生出无名怒火。更好的办法是，一旦你平息了怒火，就在现实生活中进行一次平静的对话，解释自己沮丧的原因。

恐惧

我们可能想不到，恐惧可以是驱动我们行为的更强大因素。如果我们刻意关注这一点，会发现我们行动背后的驱动力常常是：害怕把事情搞砸，害怕被指责，害怕因为我们的作为或不作为而感到羞愧。记住这些要点，可以帮你有效地管理恐惧。

接受它。就像愤怒一样，让人不快的恐惧会引导我们去抵制这种情绪，试图将它推得远远的。但这样做只会延长和助长我们的恐惧。更好的办法是与我们的恐惧共存，让这种情绪存在，并提醒自己它会过去。这有助于恐惧以更小的压力更快速地通过我们。

寻求帮助。我们成年人避免面对恐惧的一个原因是，恐惧会让我们感觉回到了孩提时代，我们蜷缩在角落，害怕壁橱里的妖怪。恐惧令我们感到脆弱，让我们感到身陷危险和不稳定之中。但是，一个担惊受怕的孩子需要关注和安慰，这也是我们在成年后被恐惧感抓住时所需要的东西。对恐惧最可靠的解药是联系和同情。当你感到恐惧即将要压垮你时，快去寻求帮助，记得去做第 2 章中的建立社会联系的练习。

多年之后，虽然我的童年创伤已成为过去，但是恐惧和极端恐怖的感觉依然会在夜晚侵袭我。我会在床上蜷缩成球状，感到自己十分渺小，抵抗着恐惧思绪的到来。我花了很多年才明白，我所有的抵制和抗拒实际上都在喂养那些恐惧的恶魔。尽管看起来违背了直觉，但我最终了解到，让恐惧存在反而是减少它控制我头脑的方法。就像愤怒一样，就让这种情绪存在，并提醒自己它一定会过去，帮助它以更小的压力更快速地通过自己。直面恐惧，并对它说“恐惧，你好”，这样看上去太幼稚，但它可以战胜让自己躲在角落里瑟瑟发抖的恐惧，因为此时我们的杏仁核被激活，而压力反应会侵蚀我们的身心健康。我们不是要努力消除恐惧，而是提醒自己：我们可以控制它。就像是一个经历恐惧的小孩，我们承认自己的痛苦并照顾它。

悲伤

悲伤几乎是愤怒和恐惧的反面；它似乎是在把我们向内拉，而不是把我们带走。我们大多数人都学会了远离悲伤，被教导说如果我们臣服于悲伤，就会被拖下水，沉下去，越沉越深，最后就像《小熊维尼》中的那头十分悲观的驴——屹耳（Eeyore）。然而，悲伤只不过是另一种情绪，是我们日常生活中都会经历的情绪之一种。来看看下列这些应对悲伤的简单却有效的反应。

感受它。如果我们试图摆脱悲伤，会发生什么呢？有人在努力接受医疗诊断结果出来后带给生活的影响，有人面对结束一段重要的情感关系或永失挚爱的巨大伤悲，有人一次次推开他们的悲伤——这限制了我们体验快乐的能力。悲伤绝对不会从我们的意识里消失，有时反而是以愤怒甚至狂暴的面目再次出现。

表达它。记住关于人生本质的第二法印：一切都在变。换句话说，我们可以提醒自己，悲伤总会过去。我发现，如果我让悲伤存在，甚至痛哭流涕一场，而不是努力克制自己的情绪，悲伤就会很快过去，留下的就是镇定和放松。

我们的情绪会搞得我们措手不及。我们都体验过情绪在几秒之内从平静到彻底的怒不可遏。就好像突然打开了一个开关。你已经工作了很长时间，急需一次回血的度假，就在你准备出发的前一天，老板又给你安排了一份额外的工作；你的伴侣忘记了周年纪念日；你的孩子不肯吃你费了不少心思做的晚餐。你的感受就好像心率立马从 0 飙升到 90。对这种情况，有一种说法叫作**边缘劫持**（limbic hijack），了解它对你有帮助。当我们的大脑感受到威胁，触发了战斗/逃跑/僵硬本能并且一下子到达最高等级时，就会发生边缘劫持。不一会儿，我们会发现自己在怨恨和愤怒的情绪中行事，而这通常只会让整个局面火上浇油。

正念教育工作者塔拉·布拉奇（Tara Brach）博士在她的《激进的同情》（*Radical Compassion*）一书中，描述了一种名为 RAIN 的练习，它可以帮助你管理困难的情绪，避免被它们劫持。

复原力练习

RAIN 技巧

我们对如何与我们的情绪和谐相处了解甚少。我们通常的做法是把它们赶走。但是，我们越是企图赶走它们，它们越会顽强地留下来。在 RAIN 练习中，通过让情绪存在，我们会与自己的情绪愉快相处。当一种困难或不愉快的情绪出现时，如果你有能力，试着跟着下列步骤做；如果可能的话，找一个安静舒适的地方坐下来，完成练习。

R（recognize）：认识到正在发生什么。请在头脑中思考一个你正在经历的困难。向内看，问问自己：**我的内心感受是什么？现在这里装着什么？是什么抓取了我的注意力？**让自己认识到现在正在产生的情绪，不管这种情绪是恐惧、愤怒、悲伤或是其他感觉。

A（allow）：允许感受。接下来，看看你是否允许这些感觉以它们本来的面目出现。这样做可能有些困难，你会担心被这些感觉淹没。你的大脑可能开始判断、修复、解决问题。不过，你现在的任务，就是让这些感觉停下来。提醒自己，你是安全的，你有能力处理发生的任何事情。提醒自己，所有的感觉都会过去。

I（investigate）：带着兴趣和关爱进行观察。现在，当你思考到这个难题时，探索你身体发生的变化。带着好奇心，尽可能亲切、温柔地看着自己。从头到脚，慢慢地扫描自己，看看自己身体的各个部分，哪里是紧绷或紧张的，哪里是温暖或放松的。看看自己能否用同情心来面对你发现的任何东西。

N（nurture）：带着自我同情的鼓励。最后，给你的整个经历送上鼓励。想象一下，一个有爱的声音正在告诉你："没关系。你会没事的。我会一直支持你。"这个发出鼓励的人有可能就是你自己，也可能是一个你心爱的人，或者是一个精神实体。它还可能是大自然的某个场景，或者仅仅是一种轻盈舒适的感觉。缓慢地深呼吸几下，享受这种舒适和关怀。

完成练习后，请注意你身体发生的任何变化。看看你是否感觉自己平静了些。让自己再坐一两分钟，休息一下，接受这种状态，而不是迅速回到你的生活中。你可能会感觉到自己刚刚淋了一场非常温和的雨。

停顿的力量

你是否感觉到生活匆忙地从你身边经过？你跑啊跑，努力跟上，几乎没有一刻停下来？现代生活异常忙碌，大量的需求、任务、文本和责任充斥其中。每个人手里似乎都有一张永远做不完的待办事项清单。通常我们需要每天 24 小时待命，没有时间反思、冷静，更不用说停下来。为此，我们付出了相当大的代价，永不停歇的生活影响了我们管理情绪的能力。有时，情绪像一场熊熊燃烧的大火，而我们却因为太忙而无法予以关注。我们把情绪推开，它们却在我们意想不到的时刻迸发出来，将我们推出生活的轨道。

停止和暂停可以有力地改变这种不平衡，使我们能够有效地进行自我调节。一个简单的暂停，即使是三次深呼吸的时间，也能帮助我们暂时清零。我们创造了一个空间来提醒自己："尽管我的待办事项清单很长，我面临很多压力，但我现在状态不错，我可以保持这种良好的状态。我能搞定我必须完成的事情。"这样做可能看起来没什么，但就像微小时刻的联系（第2章），在完成任务的过程中作短暂休息会带给我们一些幸福感。

事实上，对于成功的领导力来说，有计划的休息被认为非常重要，所以商学院的课程都会讲到**有目的的停顿**（purposeful pause）。思想领导研究所的创始人珍妮丝·马图拉诺（Janice Marturano）指出，当商业领袖将有目的的停顿融入他们的工作和生活时，他们会体验到更大的创新力、清晰度和生产力。

有目的的停顿可以在很多方面帮助我们，包括从精神上和身体上刻意地停下我们手头正在做的所有事情，打断我们当前的思维和行为模式，让我们审视自己进而看清问题的实质。我们仿佛经常坐在自动驾驶的车上，却不完全知道我们在做什么。一个有目的的停顿就是把我们从自动驾驶的状态拽出来，促使我们彻底清醒。从这一刻开始，我们可以看到焕然一新的景象。

> 阿瓦妮是一家中型制造公司的首席执行官，她发现：工作日的她总是忙着开一个接一个的高层会议，却没有时间去消化每次会议的内容，也没有时间为她的工作思考对策。自从三年前接受这个职位，她就一直在以这种方式工作，高压最终让她付出了代价。她感到筋疲力尽，胃痛越来越频繁，她怀疑自己是否得了胃溃疡。
>
> 她决定在每天的工作日程中安排有目的的停顿。到了计划休息的时候，她就停下手头的工作，把注意力放到当下，花几分钟关注自己的想法和感受，观察周围的环境。很快，阿瓦妮发现有目的的停顿有助于自己反思，让她能够在繁忙的工作中理出头绪，做出正确的工作安排。停顿也给阿瓦妮带来一种更强的平静感，让她的思维从繁杂的压力中解脱出来，获得一个急需的、更广阔的视角。她开始在会议与会议之间安排有目的的停顿。很快，她的压力感减轻了，胃痛也消失了。

就像阿瓦妮一样，当我们暂停我们正在做的事情时，可以更清楚地看到周围到底在发生什么，并决定哪一件才是我们接下来要做的最重要的事。退后一步，我们可以停下来看看——这对我们来说才是重要的。我们也可以享受当下正在发生的事情。停顿可以帮助我们观察到快乐和丰富性，而这些就是我们生活中最平凡的时刻经常出现的东西呀。

什么时候都可以做有目的的停顿，仅仅就是停下来，哪怕是做几个缓慢的深呼吸。有目的的停顿也可以是绕着街区散个步，冥想一小会儿，做一些锻炼，投入到自己的爱好中，或者简单地喝杯咖啡休息一下。最重要的就是创造时间和空间，允许你的头脑冷静下来，然后让自己更清晰、更冷静地再思考。

此外，在某些特定情况下，停顿特别有用。如果你马上要进行一场困难的谈话，或是要面对一个复杂的局面、要做一个艰难的决定，先停下来，做三次缓慢的深呼吸。当你有太多的事情要做的时候，试着暂停一下。注意观察你是如何一点点获得平静的。我发现，当我感到不知所措时，停顿几乎总是能帮助我重新规划，让我看到事情其实是可以有章法地完成的。看到事情可以操作，就能战胜被一切压倒的窒息感。

在人际交往中，停顿就更重要了。我们会发现，跟越亲密的人在一起，情绪越容易被触发，情绪反应越强烈，由此为情绪不可控支付的代价也越高昂。也许你能回忆起：有些时刻，你情绪的温度迅速飙升；在最炙热的一刻，你说出了恶意满满但事后一定会后悔的话。我和很多做父母的人一样，在我儿子处于青春期的时候，会用自己的情绪反应来驳斥他的情绪反应。要改变这种有害的交流模式，学会停顿非常重要。建立一种更受尊重和信任的关系，能让我们获得巨大的回报。

有些时候，休息一下，把注意力从正在忙碌的事情中转移出来是相对容易的。然而，很多时候，我们的想法、情绪和行为模式都过于根深蒂固。如果你发现让自己停顿一下非常困难，或者你希望有意识地从一天的活动中分离出来，请试试下面这项练习。

复原力练习

正念冥想

在百忙之中有目的的停顿，一种方法是做短暂的冥想。你可以用五分钟或十五分钟做正念冥想的练习，这种练习将帮助你把注意力集中在当下，让你的头脑冷静下来，减少情绪的牵引，并帮助你在现有生活的各个选项中做出清晰的选择。

1. 首先选择一种放松的姿势坐在椅子、垫子或地板上。让双手以舒适的姿势搭在膝盖上。让你的肩膀自然下垂，前额舒展开来。试着放松眼部周围的肌肉。

2. 关注自己的呼吸，不要刻意呼吸，仅仅是与你的呼吸相连。感受一呼一吸的完整感觉。当一次呼吸结束时，请注意下一次呼吸开始时的感觉。

3. 把注意力集中在呼吸上。当你的思绪飘荡时，你的注意力也会发生偏离——你可以在精神上用柔和的内心耳语“思考”或“徘徊”——然后轻轻地把注意力转移回你的呼吸。不要试图压制或者评判你的想法，就让它们自行消退。如果你的头脑迷失在对待办事项清单的担忧中，提醒自己，你所要做的就是面对工作任务，一次完成一个小步骤。仅此而已。只是一小步。

4. 专注呼吸的过程至少要达到五分钟，静静地坐着，与你的呼吸相连。结束后，一定要感谢自己今天完成了这项练习。

关键收获

■ 虽然我们无法控制生活向我们压来的任何情况，但我们可以选择如何应对它们。

■ 电影、新闻媒体和其他图像形式的暴力元素，或者是睡眠不足以及自己的需求缺乏关注，可能会引发愤怒。

■ 担心把事情搞砸，担心因某件事承受指责，或者害怕羞愧，这种恐惧往往会让我们做出和说出自己日后一定会后悔的行为和言语。

■ 当我们害怕的时候，就像一个脆弱的孩子蜷缩在角落里，害怕妖怪的到来。消除恐惧的解药是与他人建立联系、获得安慰和同情心。

■ RAIN 练习帮助我们建立与不快相处的能力，无论现在面临怎样困难的局面，都能让自己满怀希望。

■ 停止和暂停可以给压力重重的一天带来平静和澄明，即使我们认为没有时间这样做。

■ 一个停顿可以是停下来、做几个缓慢的深呼吸、去街区散步、短暂冥想、做运动、投入爱好，或者简单地喝杯咖啡休息一下。

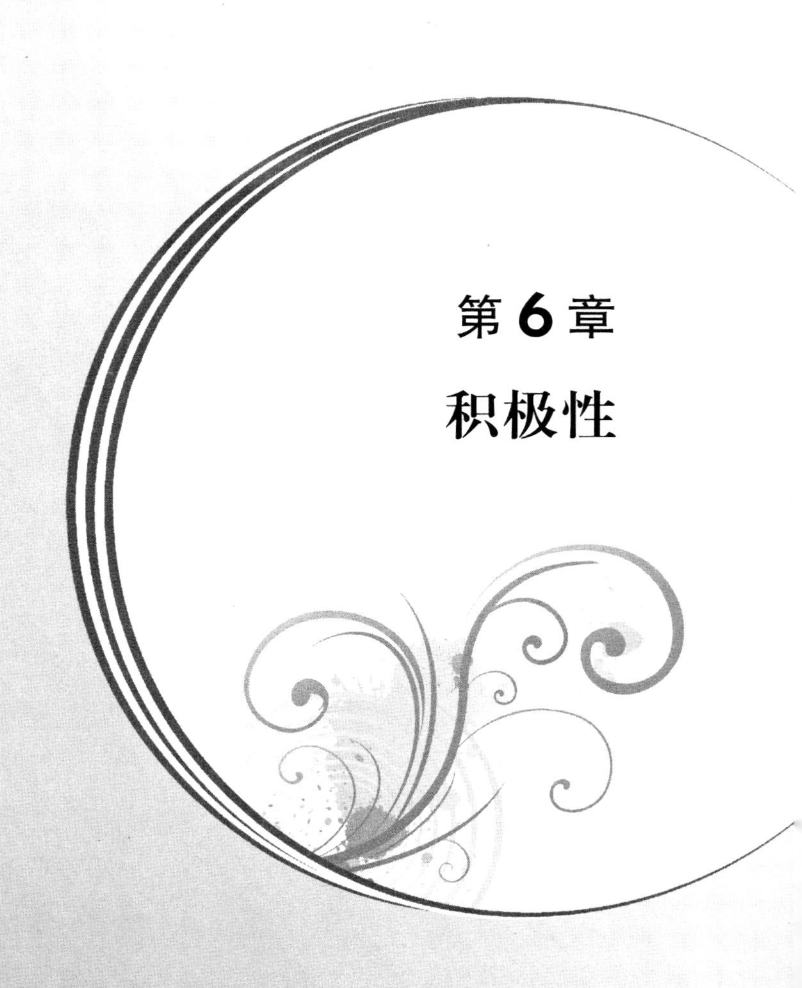

第6章 积极性

积极的情绪与乐观的态度不仅让我们笑脸常开，还有助于身心健康，并帮助我们形成复原力，来应对困难。传统的心理学主要研究心理缺陷和病理学，试图了解精神疾病并找到有效的治疗方法。但是近年来，研究人员的长期关注点已变为探索、理解优点与熟练度在我们成长和成功的过程中所起的作用。因此，比起以往，有更多证据表明，积极性可以给人的精神和身体带来许多方面的好处。

培养积极性

几十年来，我们看到心理学领域的研究人员在研究人性的方法上有了巨大的改变。20 世纪 90 年代，一种研究人类行为的新方法开始出现。当时，研究者马丁·塞利格曼（Martin Seligman）博士指出过去的心理学理论中存在一个重大缺陷：过去的理论关注人类的缺点，对于人类的优点则少有关注。这种做法催生了一种观念，即关注缺陷可以指明一条健康之路，关注消极品质有利于人们改进和提高。

但事实是相反的。在塞利格曼的领导下，一个被称作积极心理学的新研究领域出现了。该领域的调查结果告诉我们，要研究人类功能的最理想状态，着眼于我们的优点和长处是十分重要的。而在日常生活中，我们中有许多人关注自身的缺点与缺陷，往往认为这样做才能促使我们进步。但真是这样吗？让我们来做一项小小的练习：

回想一下你的任务列表上所有具有挑战性的事情，然后列出你认为自己无法挑战它们的理由，例如：

我不擅长承担这项任务。

其他人完成这项任务的能力比我强多了。

我永远完成不了这项任务。

现在给自己完成任务的动机评级，分数从0（无动机）到10分（高动机）。

接下来重复同样的过程，但这一次要给自己正面的信息，要说明为什么你自己是承担这项任务的最佳人选。例如：

我很擅长这项任务。

我可能会拖拖拉拉，但我总能完成这项任务。

我正好具备所需的技能与优点来完成这项任务。

现在重新评定你的动机水平，看看分数的升降情况。

大多数人发现，第二种方法更激励人心，因而可以确证：关注优点与技能是更为有效的激励动机的手段。矛盾之处在于，我们越是把注意力放在我们做得不好或还未完成的任务上，这项任务越是显得令人疲惫、令人生畏；我们越是关注优点以及正确的事情，我们就越有信心与精力去完成任务。

逾500篇已发表的论文已证明，积极情绪与生活中各个领域的成功之间有很大关系。但是，积极性的作用不仅在于激励我们走向成功。在身体健康方面，有证据指出，积极的情绪可以提高身体免疫功能，降低皮质醇以及其他压力激素的产生，减少因压力而产生的炎症反应，提高对感冒病毒的抵抗力。在心理健康方面，产生积极情绪的能力可以提高自信心、有效应对力、社交能力和自我效能感，这些都有助于我们朝着目标前进。

积极性让我们充满复原力，其原因并不是挂起笑颜、掩藏困难。相反，只有当我们让自己在起伏的情绪中保持平衡时，积极性才能发挥真正的效力。

所谓的“低落”指大多数人认为的消极情绪，如恐惧、焦虑、愤怒、悲痛、忧伤等，它们依然有存在的意义。焦虑提高人们解决问题的能力，恐惧告诉我们哪里有危险，愤怒是因为我们感到不公，悲痛让人们产生联系，忧伤提醒人们何以为重。正如第 5 章中所讨论的，复原力依赖于自我调节，其中包括允许各种情绪存在，不排斥所有情绪。我们越是排斥消极情绪，它们越有可能回头攻击我们。

积极性不压制或否认消极情绪，而是寻找与支持积极情绪，比如爱、快乐、希望与感激。这些情绪可激活**休息与消化**系统，促进健康、幸福感、认知的螺旋式上升。这些螺旋式上升能拓宽我们的视野，提升注意力与思想力，带来更强的创造性、灵活性、包容性以及解决问题的能力。它被人们称为**扩建模型**（broaden-and-build model），解释了积极状态为什么可以帮助我们应对压力。

了解饮食和锻炼的重要性有助于激励我们做出更健康的选择，由此，了解积极性在健康方面的作用也可以让我们拥有更健康的状态。让我们看看实例。

> 莫妮卡（Monica）长期被焦虑困扰。她成长在一个贫困的家庭，常常凑不齐房租，所以经常搬家。这种不安全感主导了莫妮卡的许多人生选择。例如，由于自认为不合群，所以她从高中辍学。如今，她正努力寻找一份稳定的工作，她的头脑总是被恐惧、思虑以及对未来的担忧所占据。莫妮卡的职业顾问看到焦虑情绪将莫妮卡吞没，便和她一起工作，以帮助她看到更积极的优点能为她带来的益处。莫妮卡开始每天列出一些自己感恩的事情，每天花时间品味一天中至少一段有趣的经历。几个月后，莫妮卡发现自己的想法更为自然地从恐惧和担心转移到生活中的顺心事上了。她充满了动力，在求职过程中能以一个更加理想的求职者面貌出现，最终得到了她想要的稳定工作。

和莫妮卡一样，你可以用感恩的力量引领自己走向更加积极的前景。

复原力练习

以感恩之心建立积极性

建立积极性虽然不能让你躲开每天遇到的障碍与挑战，但是它能增强你的复原力，帮你应付大大小小的挑战。积极的情绪给精神与身体带来的好处良多，包括提升解决问题的能力，以及掌控生活中所有困难的能力。培养感恩之心是与积极情绪建立联系的最有效的策略之一。

练习开始时，花几分钟时间想一个在你遇到困难时帮助过你的人，可以是老师、朋友，也可以是在你陷入困难时、在你需要帮助时给予你实际帮助的人。

现在，给这个人写一封简短的信，尽可能详细地写明他给予你帮助的具体内容、他的行为给你带来何种影响。让他了解到你目前面临的挑战，以及他的行为对你现今的帮助。别在意措辞是否完美、语法或字词是否正确，这些不重要。

读一遍这封信，留意自己在表达感恩之情时的感受。记录下所有积极的身体感受：你是否感觉到脸发热或身体变暖？你感到放松些了吗？

如果你感到舒适，可以计划一下，去拜访这个人，当面向他表示感谢。或者，你也可以把信寄给他。你还可以什么都不做，只是通过写信来获得积极情绪，补充你的复原力。

无论何时，当你为某件事情或挑战感到压力备至时，尝试一下诉诸感恩之心吧，可以是上面的练习，也可以就是单纯地把让你感激的事记录下来。

挑战消极性

也许你听过这个说法：人类饱受所谓**消极偏见**（negativity bias）之苦。这种观点认为，消极想法和消极经历与我们大脑的关系就像是魔术贴，粘和贴都很容易。而积极想法和积极经历与我们大脑的关系则像是生料带，很容易滑脱。换句话说，人类的思想倾向于消极。神经科学研究结果证实，比起积极事件，人脑对消极事件更加敏感。就像我们对压力的反应一样（详见第 1 章），这被认为是一种进化现象：对于我们的祖先来说，能否预见危险是生死攸关的大事。但在现代社会，这种消极偏见是如何发挥作用的呢？

遗憾的是，与我们的压力反应是有问题的一样，我们倾向于关注消极的东西，这让我们在不必要的时候处于高度警惕状态。我们对侮辱、错误以及不顺心的事情更为关注。在社会交往过程中，这种偏见让我们更关注批评而非赞美，更青睐坏消息而非好消息。因为我们很容易变得消极，所以当你努力建立积极性时，请记住以下几点：

消极性是一种力量。消极性和消极情绪并不仅仅是缺乏积极性，它们有自己的生命和力量。即使是一件小事情，比如某人不满的眼神、我们在工作中犯的一个小错误，或者开车时多堵了几分钟，都能让人有事事不顺的感觉。这些消极的思维模式循环会给我们带来持续的消极情绪基调——当我们沉湎于过去的遗憾，断定自己毫无价值或不受宠爱，或者因为我们自己的问题而责怪他人时。这些反思性循环建立在它们自身的基础上，就像是滚雪球，越滚越大，能量持续积累，最后从山顶滚下来。

积极回应：当出现短时间的消极情绪时，可以使用正念技巧（例如开放天空冥想或正念冥想）去驱走消极想法。

我们可以从他人身上捕获消极性。消极性会像病毒一样在人与人之间传播。我们会发现，自己陷入消极，不仅仅是因为自己的想法，还因为别人的言行。如果这种模式持续在工作场所或其他团队环境中存在，这个地方就好像出现了一个消极漩涡，它把人们拉进茶水间，让人们抱怨老板，或者“八卦”同事的言行。

积极回应：如果你不能把消极的情绪慢慢引向积极的方

向，那就找借口在消极情绪扎根之前赶紧离开。

消极性有害身体健康。我们之前讨论了积极情绪如何全面促进身体健康。一般而言，愤怒和恐惧等消极情绪会对免疫系统和身体健康产生负面影响。即使是五分钟的愤怒也会导致压力激素的分泌，使心跳加快、血压升高。

积极回应：同前面提到的杰克的案例一样，要注意消极情绪占据上风的迹象，比如心率加快、呼吸急促，或者感到身体紧张或发热。控制呼吸，使自己平静下来，通过散步来出出汗排出水分，或者做一些本书介绍的冥想练习。

内在批评

也许所有消极思维模式中最成问题的就是所谓的内在批评。我们都曾在脑海中听到一些声音：它们来自一个爱批评、爱挑错并对我们的行为和言语进行侮辱的人。内在批评通常这样对我们说：

> 你不够聪明。
>
> 你为什么要说这些话？
>
> 你将一事无成。
>
> 你就是个大骗子。
>
> 你会搞砸的。你总是这样。

内在批评通常是一种混合的批评之声，它们来自父母、老师、兄弟姐妹、教练和其他人多年以来对我们的批评。这些声音经过自我内化，交织在一起，变成了关于我们个人缺点的一首痛苦合唱。随着时间的推移，这种声音已为我们熟悉，我们甚至认为这是我们自己的声音。由于对所遭受的虐待感到羞愧，我内心产生过一种声音，它告诉我：我有严重的问题，我处处不如人，就如同次等人类一般。这种刺耳的声音掌控着我的生活，在各种方面限制着我：从我走路的方式，到我的长相，再到我说过的几乎所有话。

但这样的声音永远不会展现出我们的真实面貌，对于你我皆如此。内在批评的消极信息源于特定的生活片段，而且是不准确的。它们并不能完整地反映真实的我们，以及生活中的点点滴滴。内在批评忽略了我们温柔、善良、慷慨和善良的一面，而这些也是我们生活的一部分。然而，这种声音过于强大，留给我们的是由正念教育家塔拉·布拉赫博士提出的**无价值的恍惚状态**（trance of unworthiness）。如果我们任由内在批评所支配，我们就会相信自己是有缺陷的，不配得到和他人同样的善意，会遭人贬低、没有价值、无能为力、失望透顶。

无论这些批评看起来多么权威，我都可以保证，它们所言皆非真相，那不是真正的你。

要保持积极性，增强复原力，我们必须减少内在批评。

我们必须看清内在批评的真实面目：**误导**。一旦这样做，我们就能摆脱它的统治。这就是正念可以提供有力帮助的地方。当我们把注意力放在当下，更多地关注内心世界真正存在的事情时，我们会发现：内在批评只是一种声音，它通常没有说出真相。我们可以越来越清楚地看到，尽管人人皆有缺点，我们并不完美，但我们的缺点远比内在批评所宣称的要少。

复原力练习

内在批评管理

对我们自身、周围环境和身边人的消极思维会使我们疲惫不堪，耗尽我们的复原力，使我们难以应对生活中的挑战。下面这项练习可以帮助我们从内心的消极声音中解脱出来。

找一个可以写字且不受打扰的地方舒服地坐下。把下列问题的答案记录在你的日记本或笔记本上。

1. 写下常见的自我批评和消极信息。
2. 问问自己：

这是正确的信息吗？

我是如何分辨正确或错误信息的？

3. 留意当你体验到这一批评信息时的感受。以下哪项描述了你的心情？写下所有适用的描述，并添加你想到的其他相关的描述。

消极　积极

悲伤　快乐

担心　自由

4. 当你感受批评信息时，你的身体感觉如何？写下你的答案。

沉重　轻盈

精疲力竭　能量充足

5. 现在，努力反驳那些消极信息。以如下方式，写下至少一条反驳理由：

有一件事表明这条内在批评信息是不真实的，那就是……

例如，如果内在批评的信息是“我做事情没有规划”，你的反驳理由可能是“有一件事表明这条内在批评信息是不真实的，那就是，我总是记得朋友的生日，并给他们送贺卡或礼物”。

6. 仔细阅读你的反驳理由。注意情绪和身体的感觉，用同样的描述来评价它们。有感觉到变化吗？请简要描述两者的区别。

本周，观察你是否能把控自己的内在批评。当你察觉到内心的消极声音时，注意自己的感受。强迫自己询问这条批评信息的真实性。然后花时间，用至少一种方式反驳该批评。如此，可以帮助你以一种更友善、更实际的眼光来看待自己。

乐观态度

乐观主义（optimism）这个词来自拉丁词语“optimus”，意为“最佳”。在各种情况下，乐观主义者总是看到最好的一面，并期待着它的出现。相反，悲观主义者看到的则是最坏的情况，他们确信最有可能出现的结果是糟糕的。乐观主义者所看到的是可能性，悲观主义者所看到的则是死胡同。换句话说，乐观主义者在每个困难中看到机会，悲观主义者在每个机会中看到困难。

毫无疑问，乐观主义对复原力大有裨益。如积极情绪一般，乐观主义既可以改善身体健康，也有助于人生成功。在一项包括 7 万个病例的研究中，研究人员发现，乐观程度越高，癌症、心脏病和中风等多种主要死因导致死亡的风险就越低。另一项研究表明，在有心脏病家族史的人群中，对前景抱积极态度者与对前景抱消极态度者相比，前者的心脏病发病概率可能要比后者低三分之一。还有一项研究发现，乐观主义者比悲观主义者患心脏病或其他冠状动脉疾病的概率低13%。就人生成功而言，乐观主义与学生的优异成绩、保险经理的高销售量以及运动员的快速恢复有关，这是已为人证明的。

一提到乐观主义，就让人想起一个老生常谈的话题：杯子里装了一半的水，它是半空的还是半满的?《快乐的优势》（*The Happiness Advantage*）一书的作者肖恩·埃克尔（Shawn Achor）指出，杯子半空或半满并不重要，重要的是我们手上拿着大水壶，有能力将杯子注满水。那壶水就是复原力的源泉。根据积极心理学理论，我们是乐观主义者还是悲观主义者，取决于我们以何种方式对自己解释问题。也就是说，当两个人在工作中经历同样的状况时，例如工作中作汇报得到了些负面的反馈，乐观主义者与悲观主义者给自身的解释是非常不同的。

首先，乐观主义者倾向于将其看作一种暂时的情况，并告诉自己："下次我会做得更好"；悲观主义者将其解释为一种长期的情况，比如"我不擅长演讲"。其次，乐观主义者认为“我不擅长这些事情”；悲观主义者则倾向于概括他们的自我批评，由此得出“我不够聪明”的结论。最后，乐观主义者看到的是不可控因素的影响，而悲观主义者将结果同责任感内化。乐观主义者可能会说：“我没有花足够的时间准备。”悲观主义者可能会得出这样的结论：“其他人都很擅长做这件事。我有什么问题吗?”

显然，我们乐观或悲观的解释风格影响着我们看待世界以及应对所承受压力的方式。从乐观主义的角度，我们看到了可能，因此我们积极采用更广泛的解决策略，并对结果抱有希望。悲观主义和许多消极情绪一样，会降低我们的注意力，限制我们的选择。在极端的情况下，悲观主义会让我们陷入一种被称为**习得性失助**（learned helplessness）的状态，在这种状态下会产生“即便我们可以也无法改善境况”的想法。相反，通过了解乐观主义，我们可以从自怜、怨恨和逃避问题中解脱，转变为创造性地直面困难。

你自认为是乐观主义者还是悲观主义者？你倾向哪一边？你可能认为你无法改变任何一种思维方式，但我们都可以学会控制自己的思维状态，将其从悲观转变为乐观。回想一下，我们的思维就像一个花园，我们可以选择浇灌消极的种子还是积极的种子。如果我们认定事情注定会有糟糕的结果，那么我们的恐惧和担忧倾向就会扎根并茁壮成长。如果我们心存感恩，并提醒自己事情不总是处于最坏的情况，我们的乐观情绪就会增加。

复原力练习

奇妙星期一

虽然我们已经看到了积极情绪和乐观主义的重要性，但是我们的思想仍倾向于消极的一面（对于我们中的许多人来说，消极的一面舒适且熟悉）。通过以下练习，你会知道，即使事情很困难，你也可以从选择关注积极的方面受益。

1. 在一个不会被打扰的地方安静坐下来。闭上眼睛，放松一下，想象你开始了你一周的工作或者星期一的例行公事。（我们将继续以工作场合为例，但是你可以用反映自己实际生活的任意情况来代替。）

2. 想象工作日（下周一）。你将去往你平时的工作地点，遇到你平时所遇到的人、任务和顾虑。但有一点不同：你这一整天都在关注自己、他人以及各种任务与活动的积极方面。

3. 从通勤开始：看，你的脑海里浮现了平时上班的通勤路。如果你关注积极的方面，看上去或感觉会有什么不同呢？也许和平时的早晨一样，你被堵在路上，但这次你不沮丧，转而关注旁边车上人的样貌，并好奇他们过着什么样的生活。

4. 现在，想象你的工作日。想象你在走廊和各种工作场合碰到的人——这一天中每一个和你接触过的人。想象你按部就班的一天工作，把注意力集中在自己和与自己交往者的积极的方面。你的积极态度是如何影响你的工作、交谈和决策的？也许你会对那些你通常不怎么注意的人微笑，甚至开始和他们交谈。

5. 现在，想象你下班后的通勤，以及在回家的路上与谁互动。你可以在加油站或超市停车，或者与人拼车。你们会有什么样的对话？想象从这个积极的角度再次回到家中的情景。想象一下你是如何与家人打招呼和交流的。感受你的内心。最后想象上床睡觉的情景，到此时结束整个练习，并再次关注你这一天的积极方面。你入睡时有何感觉？你的睡眠质量是否会有所不同？

和平时的工作日相比，你注意到了什么不同之处吗？如果有，那是什么呢？如果你愿意，可以把它们写在日记里。

关键收获

■ 历史上，人类心理学领域关注心理缺陷。如今，该领域认识到关注优点与积极性对于研究最理想的人类功能至关重要。

■ 积极的情绪有助于解决问题，培养创造力，保持身心健康。

■ 消极性不仅仅是缺乏积极性。一件无关紧要的消极事件能够不断增加自己的动力，让我们不堪重负。别人的消极情绪也会触发我们自己的消极情绪。

■ 我们中的许多人都饱受严厉的内在批评之苦，它们安然就席，对我们的思想与言行进行审判。但是，这些负面信息很少反映出关于真实自我的全部真相。

■ 通过练习，我们可以减少内在批评，可以更清楚地看到许多我们在现实中拥有的优点和天赋。

■ 我们是乐观主义者还是悲观主义者，归根结底，取决于我们向自己解释事物的方式。

■ 我们可以学会控制自己的思维状态，改变我们解释事物的方式，从而变得更加乐观。

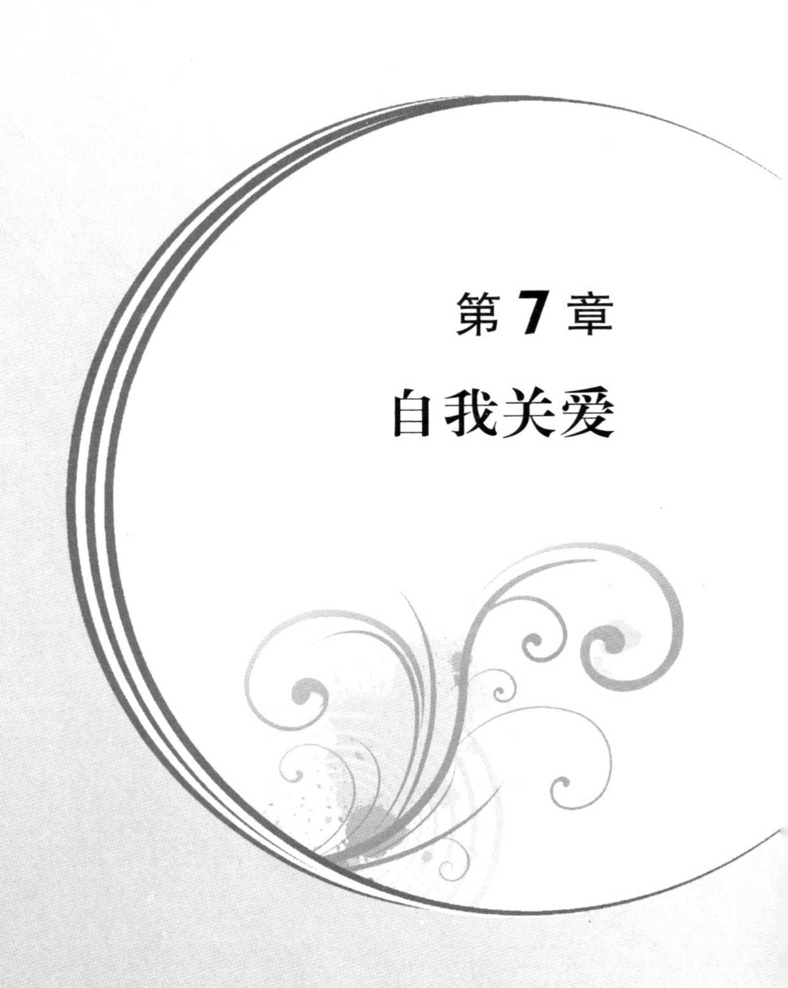

第 7 章 自我关爱

如果连我们自己都不照顾自己的精神、身体、情感和心灵健康，又能指望谁来照顾呢？然而，大多数人并没有把自我关爱放在首位。实际上，当生活变得忙碌时，我们的优先级清单中往往不见了自我关爱的踪影。因此，我们最终筋疲力尽，复原力也消耗殆尽。在这一章里，我们将考察人们在自我关爱方面松懈的原因，并探索一些方法，让我们通过照顾自己来补充复原力。

培养自我关爱

仔细想想，建立复原力的一项非常明显的策略就是照顾好自己。我们的身心越健康，我们就越能够经受住面临的压力和困难。但很多时候，我们一次又一次地把照顾自己放在次要位置上。我们对自己说，我们没时间做一顿健康的晚餐，多睡点觉就是自我放纵，或者其他事情比伸展腿和做运动更加重要。我们有这么多的义务和责任，有这么多我们想要或需要完成的事情，所以我们习惯性地把自我关爱放在最后的位置上。

但那样做的代价是高昂的：你会失去对他人的同情心，感到身心疲惫，因负面情绪而产生情绪滑坡，且工作效率下降。如果你是一个不关心自己的人，想想当你筋疲力尽的时候会发生什么。你的情绪会滑坡吗？你的工作效率变低了吗？

要想始终把自我关爱放在首位，我们需要克服一些阻碍我们照顾自己的想法。以下是三个应该摒弃的常见误解：

我还有其他优先事项。是的，你的生活可能很忙，你有很多责任要承担。你可能在成长过程中一直相信，你做出的牺牲越大，你越有可能成功。但是，在身体和灵魂上花费太多精力会让你精疲力竭。随着你的复原力减弱，实现目标和履行义务将会变得更加困难。为自己投资能让你更轻松地处理其他优先事项。

我不值得。对我们中的一些人来说，由于自我价值感低下，所以会觉得自己和周围的人比起来一点也不重要，因此我们对自己的照顾远少于我们应该做到的。这可能成为一种恶性循环：我们挣扎着想把时间花在自我关爱上，又对自己的挣扎吹毛求疵，从而进一步证实了我们对自己的低评价。用螺旋式上升的思维来取代消极的想法可以改变这场游戏的规则：你越注重自我关爱，你就越觉得自己值得这样做，这会使得进一步的自我关爱变得更加可行。这也是抛开自责、支持自我同情、帮助我们恢复复原力的另一种方式。

我太忙了。也许你想把自我关爱放在首位，但是你的待办事项清单太长了，所以你根本没有足够的时间来完成每一件事。如果我们要对自我关爱说"是"，那就必须经常对在时间和精力上相互冲突的要求说"不"。认真想想所有你认为应该做的事情，再看看这些事情是否都是合理的。你会发现，其实你完全可以放弃一些所谓“应该做的事情”。

归根结底，自我关爱不仅仅关乎我们自己。当我们从事促进自身健康的活动时，我们就能更好地关心他人，履行我们所有的职责。研究证明，自我关爱可以减轻儿童保育工作者、创伤治疗师、医生、护士和其他需要尽其所能照顾他人的从业者的压力。比如我们熟悉的航空公司安全指南中，这一条俨然已经成为自我关爱的隐喻：“先戴上自己的氧气面罩，再帮助别人戴上氧气面罩。”然而，尽管自我关爱通常涉及一项特定的活动，但有时它只是意味着你不需要花费时间来提高效率，只是让自己休息一下：读一本好书，或打个盹儿。

下面这个故事说明，把自我关爱列为优先事项可以给我们带来更大的好处。

咪咪是一名50多岁的女子，她从小在患有精神病的母亲抚育下长大。咪咪经常成为她母亲病情发作的对象。与此同时，咪咪连自己都照顾不好，还不得不照顾自己的母亲。这些压力导致咪咪十几岁就患上了严重的抑郁症，最终因自杀未遂住院治疗。之后，她找到了一位值得信赖的治疗师，发现药物可以缓解抑郁，并投入更多的时间和精力来照顾自己。咪咪提高了照顾自己的能力之后，成功摆脱了家族遗留的精神疾病。成年后，她积极地为其他患有抑郁症的妇女奔走呼吁，并成为一个预防自杀组织的发言人。这样做使她充分感受到了生活的意义和目的，从而大大推动了自我关爱的良性循环。

既然我们已经认识到了自我关爱的重要性，是时候坚持到底，对自己的健康负责了。下面是一项热身练习。

复原力练习

不要让自己筋疲力尽

自我关爱不是一个一蹴而就的过程。我们都有不同的方法来恢复自己的身心健康。此项练习将会创建一个自我关爱实践清单，帮助你决定把精力放在何处。请把答案写在你的日记里。

1. 舒舒服服地坐在一个写作时不会被打扰到的地方，花几分钟思考一下你生活中发生了什么。想想你最忙的时候，以及事情慢下来还能让你喘口气的时候。

2. 写下这些问题的答案：

生活中有哪些小事让你觉得自己很坚强？

是什么滋养了你？

什么东西能给你带来安慰？

如果你不知道怎么回答这些问题，那就想想以下这些例子。哪些例子能引起你的共鸣？你还想补充哪些别的例子？

洗热水澡

锻炼身体

安排和朋友或家人待在一起的时间

听最喜欢的音乐

读一本书

散步

投入大自然的怀抱

喝一杯热茶

3. 现在想想会给你带来力量、营养和舒适感，但你现在不做或不常做的活动。请至少列出三项。

示例：

- 加入一个大家面临相似挑战的互助小组
- 让自己好好哭一场
- 参加你感兴趣的课程或工作坊
- 原谅自己曾后悔的事情
- 探索一个新的或现有的爱好
- 打理自己的花园

4. 接下来，问问自己，以自我关爱的名义，哪些活动你可以放弃或者少做。请至少列出三项。

示例：

- 反复地阅读让你心烦的新闻报道
- 把时间浪费在消极的人身上
- 利用电视、社交媒体或网络来躲避消极情绪或孤独感
- 寻求物质上的满足来摆脱情感上的痛苦

5. 回顾你所写的活动清单。针对每一项活动，你都可以写出一些解决步骤来合并或消除它。

示例：

“每天早上泡一杯茶，关上手机，细品十分钟。”

“大多数周六的上午都去公园，而不是去商场。”

“去社区学院网站看看下个月有什么夜校开课。”

一旦完成了这项练习，你就可以在你的日程表中添加新的活动，在你的日历上划出一块时间，或者设置一个提醒闹钟，直到它们成为你日常生活的一部分。避免身心俱疲是需要练习的，但这种练习是值得的。

练习自我同情

在这本书中，我们多次提到善待自己、摒弃自我批判、采用自我同情的重要性。在第 6 章中，我们讨论了内在批评是怎样成为一个吵闹又刻薄的恶霸的。如果我们不断从内部攻击自己，那我们怎么去克服外界的考验和磨难呢？我们可以学着让这种内在力量平复下来，像勇敢地面对外部的霸凌一样，勇敢地面对自己。**自我同情是建立复原力的必要条件。**

我们中的许多人都习惯了对自己太过苛刻。我们会对自己说的一些话，永远不会对别人尤其是对我们关心的人说出来。要养成自我同情的习惯，首先需要反思什么是同情：正视痛苦，并为之感动，从而减轻痛苦。

想象一下，你看到一位体弱多病的老妇人提着购物袋，艰难地过马路，看上去不堪重负、孤苦伶仃。想象一下你脑海中的情景，注意你的感受。当你看到她的挣扎时，也许你的情绪会软化下来，随之而来的就是一种想要帮助她的想法。此时，你可能经历了三个步骤：

- 意识到痛苦正在发生
- 对此有情绪上的反应

● 与受苦受难的人感同身受，产生一种“多亏上帝开恩，不然我也会遭殃”的情绪

通过自我同情，我们让自己也经历了与他人同样的痛苦过程。这时，我们发现自己也是受苦的人。于是，我们带着对他人的同情心被我们所遭受的痛苦所感动，从而减轻自己的痛苦。这一切都在提醒我们，痛苦是所有人的命运。

理解自我同情的一个方法是弄清楚自我批评是什么，以及为什么自我批评常常会使一切事情变得更加困难。当我们对自己提出批评时，就会触发大脑的威胁和防御系统，即第1章中提到的高度戒备的战斗/逃跑/僵硬响应系统。在这种情况下，“攻击”的源头是我们自己，因为我们过于严厉地批判自己，这实际上感觉像是一种威胁。由于我们的身体充斥着压力荷尔蒙，所以手头上的工作并不会有更好的表现。相反，我们可能会被焦虑和拖延所麻痹。

另外，自我同情会引发一种完全不同的反应，有时被称为“照顾和交友系统”，它可以使我们处于学习和成长的最佳点。当我们把同情心转移到自己身上的时候，我们可能会将其视为一个内在的盟友或照顾者。

什么不是自我同情

一听到“自我同情”这个词，你是不是觉得它像软弱的

代名词？你是否发现自我同情带有自私的含义，或者像顾影自怜的一种形式？如果自我同情对你来说是一个新的概念，你可能认为自我同情会让你变得懒惰。如果你不用自我批评来驱使自己，你就会变得懒惰无为。

这些都是对自我同情的常见误解。事实上，它不仅仅是“我真可怜”的另一种说法；相反，自我同情者认为：**这里有痛苦，我能做些什么来缓解它呢？**所以，当你选择去练习自我同情时，能够从中受益的就不仅仅是你自己。事实证明，只有善待自己，我们才最有动力去实现自己的目标并给予他人帮助。

自我同情的好处

自我同情的科学性证明了它对于补充复原力的重要性。克里斯汀·内夫博士（Kristin Neff）是自我同情的研究者、作家，她和其他人的大量研究表明，具有高度自我同情能力的人对负面事件的反应会更加平静，能更好地应对离婚等困难局面，对失败的恐惧更少，总体生活满意度更高。研究还证实，自我同情有利于我们的身体健康，比如减轻慢性疼痛的严重程度、减少酒精摄入量、增加规律性的锻炼。

对于我自己和我指导的医生与护士来说，我一次又一次地看到了自我批评的有害影响，以及善待自我是如何提高一个人的工作效率、增强照顾病人的愉悦感并提供应对工作压力的复原力的。如果你在工作或家庭中照顾他人，请一定要明白你对他人的同情不会自动转化为对自己的同情，这一点很重要。有时，我们对别人敞开自己的内心，却对自己紧紧封闭，产生一种与周围人隔离开来的感觉。这就像是，我们觉得别人值得同情，而自己不值得。久而久之，我们内心的复原力会消耗殆尽，从而导致倦怠和精疲力竭。

有时，我们会问自己为什么这些困难会发生在我们身上。当生活没有按我们所希望的方式发展时，我们会觉得一定是哪里出了问题。有了自我同情，我们开始意识到，我们不应该对自己吹毛求疵，因为我们的生活并不完美……因为没有人的生活是完美的或是没有痛苦的。一旦形成这一认知，我们就能更强烈地感受到与他人的联系，而不是感到被别人孤立或自我孤立——当我们认为自己能力不足时，往往会产生这种感觉。

复原力练习

用自我同情来放松一下

尽管自我关爱非常重要，但许多自我关爱的练习都是在非工作时间和承担其他职责之外的时间完成的。其实，自我同情是一种我们随时都可以获得的自我关爱。重要的是，要在困难的时刻唤起你的自我同情。对我们大多数人来说，拥有用同情心对待自己的能力需要练习。这种“自我同情”的放松形式由克里斯汀·内夫博士首先提出，目的是阻止层出不穷的质疑和自我批评的声音。

1. 想出一个有挑战性并给你带来压力的情况。回想一下当时的情况，花点时间看看自己是否能切实感受到身体中的压力和情绪不适。

2. 将你的右手放到你的心脏上，感受它的温暖和对胸部的轻柔压力，然后对自己说：

> 这是一个痛苦的时刻。这很难。这就是别人经历我所经历的事情时的感觉。苦难是我们所有人生活的一部分。

3. 现在，对自己说：

> 此时此刻，愿我善待自己。
>
> 愿我给自己需要的和应得的同情。
>
> 无论用什么方法，但愿我能原谅自己。
>
> 愿我接受自己是不完美的人类中的一个不完美的人。

如果你觉得你很难用这种方式来对自己表示同情，那么想象一个好朋友或所爱之人正在经历你所经历的事情。你会对他们说什么？

花点时间思考一下这项练习给你带来的感受。如果感觉不舒服，那很可能是因为你习惯了对自己不够好。在这一周里，保持定期的“自我同情”放松活动。你越多做这项练习，你就越容易产生自我同情。

安排“我的时间”

为自己安排时间是一项挑战，但是不为自己安排时间的代价更高。下面这个例子说明，为自己花时间是最好的选择，即使这样做非常难。

席德大部分醒着的时候都在照顾四年前患上老年痴呆症的丈夫理查德。这么多年过去了，她夜以继日地照顾他，累得筋疲力尽。但她觉得留出属于自己的时间是自私的——毕竟生病的人不是她。所以，她继续用自己几乎所有的时间来满足丈夫的需要。

后来，席德自己的健康状况开始恶化。她意识到，如果她不做些什么，她不仅会生病，而且根本无法照顾理查德。她咨询了孩子们的意见，孩子们鼓励她雇一名家庭保姆。接着，她每天都有时间喘口气，散散步，专注于对她来说很重要的事情。然后，她的健康状况得到改善，同时也能够更有效地照护理查德的病情。

有时，给自己安排时间，意味着我们必须放下对事物的掌控感。我们必须放弃这样的信念："如果我们不去处理某件事情，事情就不会像我们希望的那样顺利完成""我们是唯一能顺利完成任务的人"。对席德来说，自我关爱意味着把照顾理查德这份工作托付给别人，这对她来说并不容易。但她知道，如果不让别人来分担这项重任，她很快就会扛不住了。

自我关爱的优先事项

自我关爱的关键之一就是为它留出时间。如果我们留不出时间，其他一切事情都会变得更加重要，对自己的关心也会减少。有时，我们查看自己的日程安排，就会看到一个又一个的工作预约，这意味着我们把时间花在了工作上或用来满足他人的需求。把自己安排在日程表上意味着对自己做出同样的承诺。自我关爱有很多选择，我们来看看其中一些重要的选择。

运动是一种好处多多的自我关爱活动。在身体健康方面，运动能够减肥、控制血压、降低中风的风险、改善失眠、降低患阿尔茨海默病的风险，而这些都只是定期运动的一部分好处。在心理健康方面，运动能够减少抑郁和焦虑，降低压力激素水平，提高能量水平。而就大脑健康而言，运动能够提高记忆力，促进大脑形成新的神经连接的能力，并降低大脑炎症的风险。成千上万的研究证明了运动的积极影响，其好处是显而易见的。把运动时间排进你的日程表，并将它视为和你的工作会议或其他职责同等重要。尽量每天都进行适当的身体活动，比如散步、修整房子或打理花园。

当下，人们摄取的**营养**太丰富了。一般来说，低饱和脂肪的饮食、含糖量少的饮料以及每日大量的水果和蔬菜有利于健康。你的医生或营养师可以帮你制定一个符合你特殊需要的饮食计划。简单来说，无论是吃含高度不饱和脂肪的饮食、避免含糖饮料，还是确保每天多吃水果和蔬菜，只要摄入恰到好处的营养，都对你的复原力有益。

充足的睡眠对身心健康有许多好处。很多研究表明，睡眠不足会增加患严重疾病的风险，比如肥胖、糖尿病、阿尔茨海默病，甚至导致寿命缩短。虽然用睡眠来换取更多的时间完成工作很有诱惑力，但是你节省下来的时间会被疲劳、注意力不集中和表现不佳所抵消。我们中的一些人的睡眠时间需要八个小时，另一些人则只需要六到七个小时。弄清你需要多长时间的睡眠时间才能休息好，然后按照一个固定的时间表来睡觉。

冥想是一种不像运动或健康饮食那样为人熟知的自我关爱活动，能带来广泛的健康益处。对大脑来说，冥想会缩小杏仁核，增加前额叶皮层（大脑中参与复杂思维的部分）和其他关键区域的灰质厚度。冥想还能降低血压，降低患心脏病和中风的风险，并降低重性抑郁症复发的风险。同样重要的是，冥想把我们带到当前的时刻，在这里，我们通常比在神话中的未来更加安全、健康，我们能够摆脱可能陷入的恐惧、担忧和焦虑。如果你没有现成的冥想练习方法，不妨试试本书前文中提到的开放天空冥想和正念冥想。

不知道自我关爱从哪里入手？质量往往比数量更重要，因为即使是最微小的自我关爱行为也能够改变阻碍我们的模式和信念。对我自己来说，把自我关爱作为一个优先事项是从坚持每天喝一杯下午茶开始。

这件事听起来微不足道，却是让我自己感到值得“自我关爱”的重要一步。让我们来看一些帮助你养成自我关爱习惯的建议。

复原力练习

实现自我关爱

我们可以告诉自己，我们不能把自我关爱纳入了日程表，却把每个人和其他事情都看得比自我关爱更加重要。这里有一些技巧来确保你能够实现自我关爱。

为自己安排时间。如果你不安排时间来照顾自己，你很可能无法实现自我关爱。想想在每天或每周的哪个时段，你最有信心可以留出时间来照顾自己。无论你使用纸质日历还是电子日历，一定要在上面注明“我的时间”。在共享日历上划去“我的时间”，这样其他人就知道你没空了。就像你不会在短时间内取消医疗预约一样，请你也不要取消自己的时间。

标准化。创建一个小仪式，可以帮助你实现自我关爱。比如，下班回家后，你可以在做其他事情之前花 10 分钟做一些让自己开心的事情，或者每晚睡前花 10 分钟冥想，或是洗个热水澡，作为你睡前习惯的一部分。你越是把自我关爱和其他日常活动结合起来，自我关爱就越容易成为你的习惯。

设定一个目标。你是不是一个喜欢设定目标并检查目标是否完成的人？这是一种使你的生活有条不紊的有效方法。给自己设定一个目标，比如运动（设定每周步行的里程数）、冥想、准时上床睡觉（你能经常做到吗?）。一旦成功，检查目标完成的乐趣就来了：走过又一个里程碑！

考虑科技放松时间。我们中的许多人已经成为科技的奴隶，几乎总是在处理收到的消息、电子邮件和提醒。试试确定一个定期的无屏幕时间，尽管这样做可能很难，但请试着放下电子设备，安静地坐着思考，做些运动，准备一顿健康的晚饭，或者多陪陪你爱的人。

从小事做起。不要觉得你必须一下子养成自我关爱习惯。如果你不习惯为自己抽出时间，那么无论你做什么，都将是一个很好的开始。如果你偏离了自我关爱的轨道，不要自责，我们重新开始就好。

或许我的座右铭会对你有所帮助：

> 当你开始做一件新的事情，从小事做起。
>
> 这样总比不开始要好。

关键收获

■ 自我关爱有助于让你的思想和身体准备好去应对需要复原力的情况。

■ 当我们把自己放在最后一位时，代价可能是对他人失去同情心、陷入抑郁或工作效率下降。

■ 为了始终把自我关爱摆在优先位置，我们需要放弃认为自己不值得的想法，对那些占用我们的时间和精力、妨碍我们照顾健康的竞争需求说“不”。

■ 自我同情意味着像我们善待朋友或他人一样善待自己。

■ 为了确保你能实现自我关爱，请务必将它纳入你的日程表。

■ 运动、良好的营养、充足的睡眠和冥想对身体、心理和大脑健康都有显著的益处，每一项都有助于增强你的复原力。

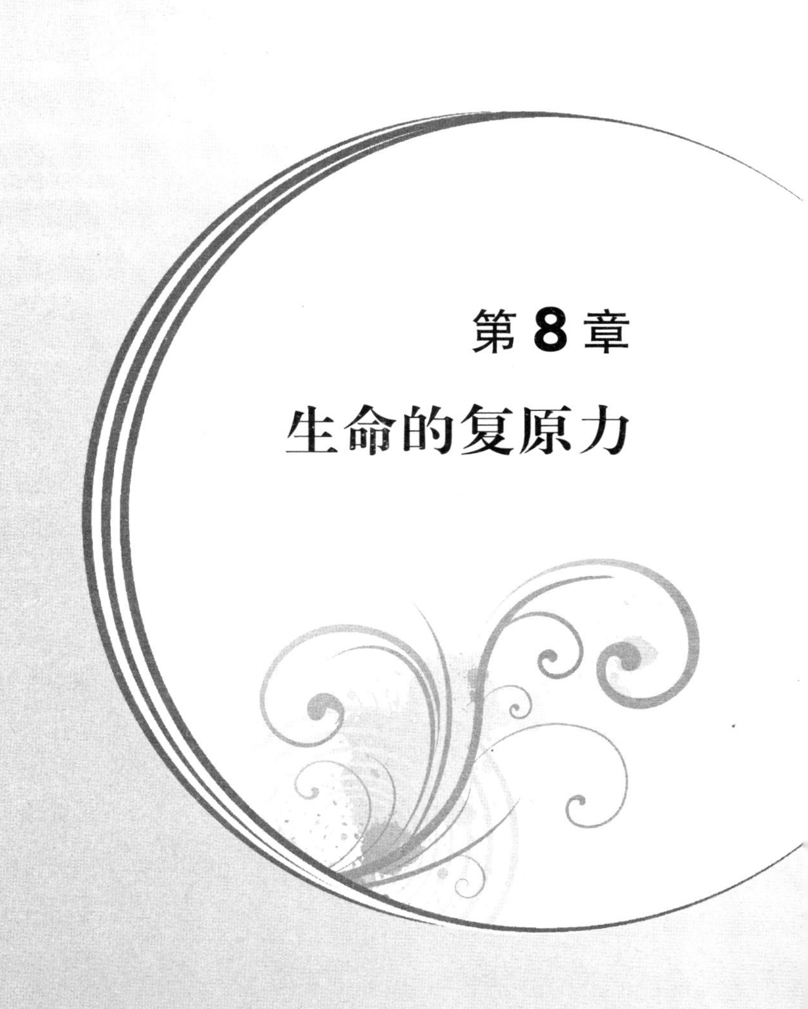

第8章 生命的复原力

无论你是逐章地阅读这本书，还是根据特定需求按自己的方式阅读，你都已经在创建自身复原力上迈出了巨大的一步。通过选择投资自己、付出时间和精力，你学到了新策略并尝试了新工具。但考虑到那些值得注意的干扰和压力，作出决定并非总是如此简单。展望未来，无论是增加技能、加深理解，还是自学漏掉的练习，只要有需要，我都希望你能重读这本书。

迈步向前

要知道，你才是人生旅途的主人。在培养和增强复原力时，无论你选什么课程，我们所讨论的关键概念都会继续帮助并指导你。尽管我们倾向于认为复原力是英雄和那些拥有超能力的人才能展现出来的，但事实上，复原力是你的一种内在品质，并且一直属于你，这或许是我们需要记住的最重要的内容。我分享了许多真实生活中人们如何与大大小小的问题作斗争的故事，以及他们如何应对挑战和逆境的例子。你已经了解到我自己的故事，之所以分享我的故事，是因为我想让你知道，无论你在生活中经历了什么，你都依然有复原的能力。这对我们所有人来说，都是如此。

这本书提供给你的是工具和知识，可以帮助你定期通往你的智慧源泉并为其补水。复原力就是你内在的智慧源泉，能让你沉着地应付遇到的各种困难和挑战。联系、灵活性、毅力、自我调节、积极性和自我关爱可以加强这种复原力。通过培养那些特质来提升你的复原力，你在生活中的各种困难都能从无法抵抗转变为你可以掌控的情况。

当你朝着每日复原力前进时，这里有一些方法确保你成功：

依靠正念。练习正念对培养复原力非常有帮助。我们在第 3 章中讨论过，正念意味着关注你当下的思想、情绪和身体感受。你留下的心理故事越多，越关注你当前经历中的真实事物，你就越能感知到需要做什么来保持复原力。当身体告诉你有什么不对劲的时候，你会注意到些什么？比如肩膀紧绷、心跳加速或者打哈欠，这表示你需要休息。如果你刚开始接触正念，一定要尽可能多地进行开放天空冥想和正念冥想。我鼓励你以自己的节奏进一步探索正念。

自我同情。人无完人，但我们都比我们通常认为的要做得好。我们生来就有的消极偏见，会让我们专注于自己的缺点和做得不好的事情，所以我们要当心这种倾向。无论何时，当你很难专注于自身和自身行为的优点时，请重新阅读第 6 章和第 7 章。不要让内心的消极批评令你培养每日复原力的努力白费。记住，把同情心引导到自己身上，这会让你在生活中变得富有同情心并乐于助人。

关注积极性。正如第 1 章所讨论的，我们的可延展大脑会基于我们的经验和关注点不断发展新的神经通路。当你的大脑建立支持那些想法的神经连接和网络时，你所专注的事情就会成真。沉浸在你的积极经历和成功中，你的大脑就会更倾向于关注这些事。无论何时，只要你能摆脱以怨恨、愤怒或不满的形式出现的消极情绪，你就能使自己变得更加积极。这种积极性使得自身成长和效率呈螺旋式上升，积极为你的复原力源泉补水。当你发现很难维持积极性时，请翻到第 6 章的“奇妙星期一”练习。

建立联系。读书是一种相当孤独的追求。值得一提的是，你与其他人的联系越多，你的复原力就越强。人类是高度社会化的物种，所以不要低估我们从社会关系中获得的鼓励、认可、保证和支持，这些对我们的幸福极其重要。无论是微小的片刻还是深厚的关系（最好两者都有），发展和保持人与人之间的联系都是度过困难时期的救生索。我们中的某些人天生就比其他人更善于社交，所以如果你需要帮助来建立和深化联系，请参照第 2 章给出的练习。

记住三法印。最后，在困难时期，我希望你能想起我们在第 3 章中提到的三法印。当你被困难击垮时，思考这些真理可能会对你有所启示。第一法印是：坏事和痛苦的发生，我们所有人都会遇到这种情况。第二法印是：事物总是在变化，没有什么是永恒的。第三法印是：生活中很少有真正属于自己的东西。虽然我们可能不这么想，但这些真理可以成为一种基础与稳固的力量。当你把它们记在心里时，你可能会免受第二支箭的伤害（同样参见第3章）。

坚持到底

培育复原力是一个持续的过程，而不是一次性的决定或行动。在我们每天做出许多人生选择的时候，复原力也随之确立起来。我们的生活中有无数的选择点，每一个选择点都可以增强我们的复原力。如果没有，也无须担心，总会有更多的选择出现。这里要注意两个陷阱：

把自己的处境和别人的作比较。我们的整体走向是向前的，但生活中没有什么是一路直行的。有时你会忠于自身和自己的目标，有时则反之。这就是生命的本质。我们都走向自己的复原力之路，其中有独特的曲折、循环和忽然的逆转。我们可能会花费很多精力和别人作比较，但请记住这句常被引用的话："攀比是盗走快乐的小偷。"换句话说，与他人的生活方式作比较只会招致对自己的不满。作比较会限制复原力的发展。

把自我关爱放在最后。我相信你每天都可以投资自己的复原力。当我们觉得有压力时，我们总把自我关爱放在次要位置，但我想鼓励你不要这样做。关注自身健康，能使我们复原力的源泉保持充盈。如果我们忽视自我关爱，那在我们最需要复原力的时候会发现它不够用了。无论你的日子变得多么忙碌，都要仔细看一下你的时间表；即使只是在繁忙的任务清单上添加一个小小的宁静时刻，也要确保每天都安排好自我关爱。投资健康。如果有时候认为把自我关爱放在第一位会让你觉得很自私，那么请记住：如果你连自己都不关心，更遑论关心别人了。无论你的责任是什么、你要承担多少责任，都要知道，每一种自我关爱的行为都是有必要的。

最后的思考

我希望，花时间阅读这本书能让你在面对挑战时更有信心。对自己的生活方式有信心，这种生活方式有助于增强你的目的感和活力。我也希望你能对自己的生活有一种良好的掌控感，不断增长的复原力能让你少受命运之风的摆布、少受任何事情的摆布。请记住，复原力是你与生俱来的权利。我们每个人生来都有一汪充满复原力的内心源泉、一颗坚强而善良的心，这些能帮助我们走出困境。我写这本书是为了帮助你更清楚地认识到这一点，这样你就能更容易、更有毅力地挖掘你的内在资源。

最后，我想提醒大家，虽然没有人可以回到过去重新开始，但我们都可以书写一个新的结局。我们无法改变我们所遇到的挑战和创伤事件，无法改变我们的原生家庭，无法改变自己或他人过去的行为。但我们可以从今天开始，为我们的人生故事书写一个新的结局。我们是自己人生的作者。只要明白这一点，亲爱的读者，你就会收获复原力。

资　　料

第1章

Altered Traits: Science Reveals How Meditation Changes Your Mind, Brain, and Body, by Daniel Goleman and Richard J. Davidson (Penguin, 2017)
这是关于正念和冥想研究领域非常全面的一部论文集。

"Understanding the Stress Response," by Harvard Health, Health.Harvard.edu/staying-healthy/understanding-the-stress-response
这是理解"战斗/逃跑/僵硬"响应机制生理学和神经解剖学原理的绝佳资源。

"Neuroplasticity and Clinical Practice: Building Brain Power for Health" by Joyce Shaffer (*Frontiers in Psychology*, 2016)
这部著作对新兴的神经可塑性研究进行了扎实的概述。

第2章

Love 2.0: Finding Happiness and Health in Moments of Connection, by Barbara Fredrickson (Penguin, 2013)
这本通俗易懂的读物提供了关于积极情绪的科学原理和实践方法，强调了爱在激发人类最佳状态中所能发挥的根本性重要作用。

The Empathy Effect: Seven Neuroscience-Based Keys for Transforming the Way We Live, Love, Work, and Connect across Differences, by Helen Reiss (Sounds True Publishing, 2018)

这是一本情感真挚的、以神经科学为基础的共情研究综述，作者是共情研究领域全球顶尖的研究者之一。

Random Acts, RandomActs.org

这家非营利性的组织及其网站提供了随机善行的资源。

VolunteerMatch, VolunteerMatch.org

这个网站致力于为个人寻找适合的志愿工作机会。

第3章

The Heart of the Buddha's Teaching: Transforming Suffering into Peace, Joy, and Liberation, by Thich Nhat Hanh (Rider, 1998)

这本书全面介绍了佛教哲学思想与实践，读起来相对容易，作者是全球最受尊敬的正念教育者之一。

Mindfulness for Beginners: Reclaiming the Present Moment—and Your Life, by Jon Kabat-Zinn (Sounds True, 2012)

这是关于正念的简单入门读物，作者是该领域的权威专家之一。

Mindful Magazine, Mindful.org/magazine

这本杂志（有电子版和印刷版两种形式）主要刊载关于正念和冥想各个方面的文章和博客帖子。

Mindfulness-Based Stress Reduction Course

这个由乔恩·卡巴金研发的课程，由全球各地的医疗机构和社区组织提供一对一或者线上课程，为探索正念提供了一个很好的基础。

Insight Timer, InsightTimer.com

一种免费的应用程序，提供了上千个由正念领域的专家带领你做的冥想练习。

第4章

Grit: The Power of Passion and Perseverance, by Angela Duckworth (Simon and Schuster, 2016)

这是一本意义重大的著作，讲述了毅力在实现人生目标和幸福中所起的作用。

Helping People Change: Coaching with Compassion for Lifelong Learning and Growth, by Richard Boyatzis, Melvin L. Smith, and Ellen Van Oosten (Harvard Business Press, 2019)

这是一本非常实用的书，总结了意图变化理论的相关研究，着眼于通过鼓励人们与最积极的自我愿景相联系，由此激励人们实现目标。

Goal Setting: A Scientific Guide to Setting and Achieving Goals, by James Clear, JamesClear.com/goal-setting

本书为如何设定目标提出了很棒的建议，作者出版过《原子习惯：一种建立好习惯和改掉坏习惯的简单且行之有效的方法》(Avery, 2018)。

第5章

Emotional Intelligence: Why It Can Matter More Than IQ, by Daniel Goleman (Bantam, 1995)

这部著作对情商进行了基础性的研究。

Radical Compassion: Learning to Love Yourself and Your World with the Practice of RAIN, by Tara Brach (Viking Life, 2019)

这是一本简单易懂的书，阐明了同情和自我同情对个人健康甚至整个星球健康的重要性。

Fear: Essential Wisdom for Getting through the Storm, by Thich Nhat Hanh (Random House, 2012)

这是一本极好的轻松读物，告诉我们如何用智慧和同情来控制恐惧。

第6章

The University of Pennsylvania Positive Psychology Center, PPC.SAS.UPenn.edu

这个网站提供了关于积极心理学的研究、教育机会和其他资源的全面信息。

The Happiness Advantage: The Seven Principles of Positive Psychology That Fuel Success and Performance at Work, by Shawn Achor (Crown Business, 2011)

这部著作对积极心理学作了精彩概述。

第7章

Self-Care Resource Center, APA.org/helpcenter/self-care

这是美国心理学协会的网站，专门提供自我关爱的相关资源。

Self-Compassion, Self-Compassion.org

克里斯汀·内夫的网站全面收录了关于自我同情的研究、实践和资源。

第8章

The Greater Good Science Center, UC Berkeley, GreaterGood.Berkeley.edu

这是一部精心呈现的研究合集，还提供了关于获取复原力和如何幸福生活的资源。

The Mindful Way through Depression: Freeing Yourself from Chronic Unhappiness, by Mark Williams, John Teasdale, Zindel Segal, and Jon Kabat-Zinn (Guilford Press, 2007)

这本工作手册完美地记录了基于正念认知治疗项目的开展情况，该项目以实证为基础，旨在帮助人们消除抑郁和焦虑。

参考文献

Achor, Shawn. *The Happiness Advantage: The Seven Principles of Positive Psychology That Fuel Success and Performance at Work.* New York: Crown Business, 2010.

Berlin, Lisa, Yair Ziv, Lisa Amaya-Jackson, and Mark Greenberg. *Enhancing Early Attachments: Theory, Research, Intervention, and Policy.* New York: Guilford Press, 2007.

Boyatzis, Richard, Melvin L. Smith, and Ellen Van Oosten. *Helping People Change: Coaching with Compassion for Lifelong Learning and Growth.* Boston: Harvard Business School Press, 2019.

Brach, Tara. *Radical Compassion: Learning to Love Yourself and Your World with the Practice of RAIN.* New York: Penguin Random House, 2019.

Buchanan, Kathryn E., and Anat Bardi. "Acts of Kindness and Acts of Novelty Affect Life Satisfaction." *The Journal of Social Psychology* 150, no. 3 (2010): 235–237.

Duarte, Joana, and José Pinto-Gouveia. "Positive Affect and Parasympathetic Activity: Evidence for a Quadratic Relationship between Feeling Safe and Content and Heart Rate Variability." *Psychiatry Research* 257 (2017): 284–289.

Duckworth, Angela. *Grit: The Power of Passion and Perseverance.* New York: Simon and Schuster, 2016.

Fredrickson, Barbara. *Love 2.0: Finding Happiness and Health in Moments of Connection.* New York: Penguin, 2013

Goleman, Daniel. *Emotional Intelligence: Why It Can Matter More Than IQ.* New York: Bantam, 1995.

Hanh, Thich Nhat. *Taming the Tiger Within: Meditations on Transforming Difficult Emotions.* London: Penguin, 2004.

Harvard Health. "From Irritated to Enraged: Anger's Toxic Effect on the Heart." Published December 2014. Health.Harvard.edu/heart-health/from-irritated-to-enraged-angers-toxic-effect-on-the-heart.

Harvard Health. "Understanding the Stress Response." Published May 1, 2018. Health.Harvard.edu/staying-healthy/understanding-the-stress-response.

Hayes, Steven, with Spencer Smith. *Get Out of Your Mind and Into Your Life: The New Acceptance and Commitment Therapy.* Oakland: New Harbinger Publications, 2005.

Hotermans, Christophe, Philippe Peigneux, Alain Maertens De Noordhout, Gustave Moonen, and Pierre Maquet. "Repetitive Transcanial Magnetic Stimulation over the Primary Motor Cortex Disrupts Early Boost but Not Delayed Gains in Performance in Motor Sequence Learning." *European Journal of Neuroscience* 28, no. 6 (2008): 1216–1221.

Hyde, Catherine Ryan. *Pay It Forward.* New York: Simon and Schuster, 2014.

Institute for Mindful Leadership. "Institute for Mindful Leadership." Accessed February 16, 2020. InstituteforMindfulLeadership.org.

The International Center for Self Care Research. "International Center for Self Care Research." Accessed March 20, 2020. SelfCareResearch.org.

Kim, Eric S., Kaitlin A. Hagan, Francine Grodstein, Dawn L. DeMeo, Immaculata De Vivo, and Laura D. Kubzansky. "Optimism and Cause-Specific Mortality: A Prospective Cohort Study." *American Journal of Epidemiology* 185, no. 1 (2017): 21–29.

Kuhn, C .M., and E. M. Flanagan. "Self-Care as a Professional Imperative: Physician Burnout, Depression, and Suicide." *Canadian Journal of Anaesthesia* 64 (2017): 158–168

The Mayo Clinic. "Chronic Stress Puts Your Health at Risk." Published May 19, 2019. Accessed February 27, 2020. MayoClinic.org/healthy-lifestyle/stress-management/in-depth/stress/art-20046037.

Neff, Kristin. "Self-Compassion Publications." Accessed January 16, 2020. Self-Compassion.org/the-research.

Niitsu, Kosuke, Michael J. Rice, Julia F. Houfek, Scott F. Stoltenberg, Kevin A. Kupzyk, and Cecilia R. Barron. "A Systematic Review of Genetic Influence on Psychological Resilience." *Biological Research for Nursing* 21, no. 1 (2019): 61–71.

Pattakos, Alex. *Prisoners of Our Thoughts: Viktor Frankl's Principles for Discovering Meaning in Life and Work.* With Foreword by Stephen R. Covey. San Francisco: Berrett-Koehler, 2008.

Rein, Glen, Mike Atkinson, and Rollin McCraty. "The Physiological and Psychological Effects of Compassion and Anger." *Journal of Advancement in Medicine* 8, no. 2 (1995): 87–105.

Riegel, Barbara, Sandra B. Dunbar, Donna Fitzsimons, Kenneth E. Freedland, Christopher S. Lee, Sandy Middleton, Anna Stromberg, Ercole Vellone, David E. Webber, and Tiny Jaarsma. "Self-Care Research: Where Are We Now? Where Are We Going?" *International Journal of Nursing Studies* (in press). doi.org/10.1016/j.ijnurstu.2019.103402.

Riess, Helen. *The Empathy Effect: Seven Neuroscience-Based Keys for Transforming the Way We Live, Love, Work, and Connect across Differences.* Louisville: Sounds True Publishing, 2018.

Rogers, Carl. *On Becoming a Person: A Therapist's Version of Psychotherapy.* Boston: Houghton Mifflin, 1961.

Ryan, Richard M., and Edward L. Deci. "Self-Determination Theory and the Facilitation of Intrinsic Motivation, Social Development, and Well-Being." *American Psychologist* 55, no. 1 (2000): 68–78.

Sin, Nancy L., and Sonja Lyubomirsky. "Enhancing Well-Being and Alleviating Depressive Symptoms with Positive Psychology Interventions: A Practice-Friendly Meta-Analysis." *Journal of Clinical Psychology* 65, no. 5 (2009): 467–487.

Valtorta, Nicole K., Mona Kanaan, Simon Gilbody, Sara Ronzi, and Barbara Hanratty. "Loneliness and Social Isolation as Risk Factors for Coronary Heart Disease and Stroke: Systematic Review and Meta-Analysis of Longitudinal Observational Studies." *Heart* 102, no. 13 (2016): 1009–1016.

人生就是在不断遭遇困境和平定困境中循环，工作不稳定、疾病、事故、灾害、结束一段重要的情感关系……这些事件构成了我们称之为生命之旅的一部分。我们无法改变我们遇到的困难和创伤，无法改变我们的原生家庭，无法改变自己或他人过去的行为，但我们可以从今天开始，为我们的人生故事书写一个新的结局。我们是自己人生的作者。

EVERYDAY RESILIENCE: A PRACTICAL GUIDE TO BUILD INNER STRENGTH AND WEATHER LIFE'S CHALLENGES by GAIL GAZELLE, MD

First published in English by Rockridge Press, an imprint of Callisto Media, Inc.
This edition arranged with CALLISTO MEDIA, INC., through BIG APPLE AGENCY, INC., LABUAN, MALAYSIA.

图书在版编目（CIP）数据

复原力：逆境中的自我疗愈 /（美）盖尔·盖泽尔（Gail Gazelle，Md）著；曾铁峰译. -- 北京：中国人民大学出版社，2022.1

书名原文：Everyday Resilience：A Practical Guide to Build Inner Strength and Weather Life's Challenges

ISBN 978-7-300-30083-2

Ⅰ.①复…　Ⅱ.①盖…　②曾…　Ⅲ.①心理调节－通俗读物　Ⅳ.①R395.6－49

中国版本图书馆 CIP 数据核字（2021）第 259628 号

复原力

逆境中的自我疗愈

[美] 盖尔·盖泽尔　著

曾铁峰　译

Fuyuanli

出版发行	中国人民大学出版社		
社　　址	北京中关村大街 31 号	**邮政编码**	100080
电　　话	010－62511242（总编室）		010－62511770（质管部）
	010－82501766（邮购部）		010－62514148（门市部）
	010－62515195（发行公司）		010－62515275（盗版举报）
网　　址	http://www.crup.com.cn		
经　　销	新华书店		
印　　刷	涿州市星河印刷有限公司		
规　　格	148 mm×210 mm　32 开本	**版　　次**	2022 年 1 月第 1 版
印　　张	6.5 插页 1	**印　　次**	2022 年 1 月第 1 次印刷
字　　数	94 000	**定　　价**	39.00 元